AF547941

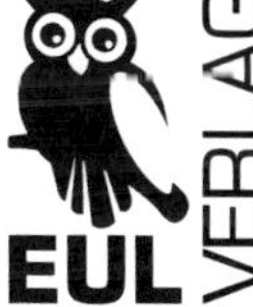

EUL
VERLAG

KLEINE UND MITTLERE UNTERNEHMEN

Herausgegeben von Prof. Dr. Jörn-Axel Meyer, Berlin

Band 12
Jörn-Axel Meyer, René Schleus und Evamaria Buchhop
Das Allgemeine Gleichbehandlungsgesetz (AGG) in KMU – Studie zu Kenntnissen, Erfahrungen und Erwartungen im Mittelstand
Lohmar – Köln 2007 • 160 S. • € 42,- (D) • ISBN 978-3-89936-607-5

Band 13
Jörn-Axel Meyer
Mindestlohn in kleinen und mittleren Unternehmen – Eine betriebswirtschaftliche Analyse
Lohmar – Köln 2008 • 106 S. • € 48,- (D) • ISBN 978-3-89936-703-4

Band 14
Jörn-Axel Meyer und Alexander Tirpitz
Betriebliches Gesundheitsmanagement in KMU – Widerstände und deren Überwindung
Lohmar – Köln 2008 • 116 S. • € 42,- (D) • ISBN 978-3-89936-737-9

Band 15
Jörn-Axel Meyer, Alexander Tirpitz und Dietmar Laß
Energie- und Umweltverhalten im Mittelstand
Lohmar – Köln 2009 • 192 S. • € 48,- (D) • ISBN 978-3-89936-763-8

Band 16
Jörn-Axel Meyer und Alexander Tirpitz
Service-orientierte Architekturen (SOA) im Mittelstand – Zwischen technisch Machbarem und kaufmännisch Sinnvollem
Lohmar – Köln 2009 • 72 S. • € 37,- (D) • ISBN 978-3-89936-765-2

Band 17
Jörn-Axel Meyer
Management-Fortbildung bei Ärzten – Meinungen, Nutzung und Pläne
Lohmar – Köln 2009 • 76 S. • € 37,- (D) • ISBN 978-3-89936-767-6

JOSEF EUL VERLAG

Reihe: Kleine und mittlere Unternehmen · Band 17

Herausgegeben von Prof. Dr. Jörn-Axel Meyer, Berlin

Prof. Dr. Jörn-Axel Meyer

Management-Fortbildung bei Ärzten

Meinungen, Nutzung und Pläne

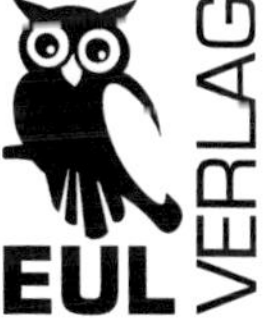

Bibliographische Information der Deutschen Bibliothek

Die Deutsche Bibliothek verzeichnet diese Publikation in der Deutschen Nationalbibliothek; detaillierte bibliographische Daten sind im Internet über <http://dnb.ddb.de> abrufbar.

ISBN 978-3-89936-767-6
1. Auflage Januar 2009

JOSEF EUL VERLAG GmbH
Brandsberg 6
53797 Lohmar
Tel.: 0 22 05 / 90 10 6-6
Fax: 0 22 05 / 90 10 6-88
E-Mail: info@eul-verlag.de
http://www.eul-verlag.de

Bei der Herstellung unserer Bücher möchten wir die Umwelt schonen. Dieses Buch ist daher auf säurefreiem, 100% chlorfrei gebleichtem, alterungsbeständigem Papier nach DIN 6738 gedruckt.

Vorwort

Wer in schwierigen Zeiten bestehen will, muss seinen Betrieb, sein Büro, seine Kanzlei oder seine Praxis professionell führen. Das bedeutet, nicht „nur" das eigene Fach zu beherrschen, gute Produkte oder Handwerksleistungen zu bieten, qualifizierte Beratung oder ärztliche Betreuung abzugeben, sondern sich auch auf mitunter fremden Gebieten wie z.B. Marketing, Controlling, Personalführung, Finanzierung und Internet sicher zu bewegen.

In Industrie, Handel und sogar im Handwerk und vielen Dienstleistungsbranchen sind seit Jahren hohe und weiter steigende Anforderung an die Professionalität in Marketing, Kostenmanagement und Controlling, Innovationsmanagement und strategische Planung zu beobachten. Das „Management" aus dem Bauch und alleine aus der Erfahrung heraus ist passé. Wer nicht innovativ und kundenorientiert ist, wer die Chancen im Marketing und Trends im Umfeld nicht erkennt und wer nicht auch aus der Not der wirtschaftlichen Entwicklung eine Tugend macht, wer auf Bestehendem verharrt und ohne langfristiges Konzept agiert, wird früher oder später vom Markt verdrängt.

Auch Ärzte werden sich einem unternehmerischen Denken und Handeln nicht entziehen können – heute und noch mehr in der Zukunft. Die Anzeichen dafür sind unübersehbar: So wird z.B. der Anteil des Honoraraufkommens im Gesundheitsmarkt, das über derzeit primär starre Regelungen und mit festen Preisen erlangt wird, zugunsten der Honorare aus Leistungen, die im freien Wettbewerb angeboten und so von marktwirtschaftlichen Regulativen bestimmt sind, abnehmen. Wenn der Patient die Leistungen aus eigener Tasche bezahlen muss, dann wird er zum Kunden und der Arzt zum Anbieter im freien Wettbewerb. Die Patientenschaft wird zum „Markt", der erschlossen und gehalten werden will.

Ein ganz anderes Beispiel für den erkennbaren Zwang zu mehr unternehmerischem Denken verbirgt sich hinter dem Schlagwort „Basel II". Befragungen in jüngster Zeit zeigen: Kaum ein Arzt hat sich bislang mit diesem Thema befasst, vielen ist das Thema sogar gänzlich unbekannt. Doch das wird sich ändern müssen.

Allein diese Beispiele und Trends zeigen: Ärzte sind und werden immer mehr zu Unternehmern im Wettbewerb. Sie werden in Zukunft wohl oder übel nicht umhin können, sich unternehmerischen Aufgaben zu stellen und hierzu Wissen und Kompetenz zu erwerben. Doch dies bedeutet Fortbildung – jenseits der wenigen Hilfen, die im Studium der Medizin den Studenten zum Thema Management vermittelt wurden.

Zu wissen, welche Einstellung Ärzte gegenüber Management-Fortbildungen besitzen, welche Sie nutzen, welche Erfahrungen sie mach(t)en und welche Pläne sie besitzen, ist für den Erfolg und den Zuspruch zum Fortbildungsangebot von besonderer Bedeutung. Nur so können die Ärzte „kundenorientiert" angesprochen und für Management-Fortbildungen gewonnen werden.

Dies zu untersuchen, ist Gegenstand der Studie in der vorliegenden Schrift. Fast vierhundert Ärzte wurden dazu im Jahre 2008 befragt, nachdem bereits in den Jahren 1999 und 2004 nahezu gleiche Untersuchungen mit ebenso großen Samples durchgeführt wurden. Sie werden hier miteinander verglichen.

Im Bemühen, mit der vorliegenden Schrift auch Praktiker aus der Ärzteschaft, der Verbände und Verwaltung anzusprechen und ihnen einen adäquaten Überblick zu geben, wurden die folgenden Ausführungen besonders kompakt gehalten, so dass ein zügig lesbares Buch entstand.

An dieser Stelle sei den Mitarbeitern gedankt, insbesondere Herrn Constantin Groll im Deutschen Institut für kleine und mittlere Unternehmen für die kompetente Zuarbeit. Dem Josef Eul Verlag ist für die (wieder einmal) sehr kooperative Betreuung herzlich zu danken.

Berlin, im Dezember 2008

Univ.-Prof. Dr. Jörn-Axel Meyer

Inhaltsverzeichnis

Abbildungsverzeichnis

Tabellenverzeichnis

Abkürzungsverzeichnis

Abb.	Abbildung
ABL	Alte Bundesländer
abs.	absolut
Art.	Artikel
BRW	Betriebliches Rechnungswesen
bspw.	beispielsweise
d. h.	das heißt
DIKMU	Deutsches Institut für kleine und mittlere Unternehmen
Dr.	Doktor
e. V.	eingetragener Verein
etc.	et cetera
EU	Europäische Union
EuGH	Europäischer Gerichtshof
EUR	Euro
f.	folgend
ff.	fortfolgend
i. d. R.	in der Regel
insb.	insbesondere
IT	Informationstechnologien
k. A.	keine Angaben
Kap.	Kapitel
KMU	Kleine und mittlere Unternehmen
Mio.	Million(en)
MOE	Mittel- und Osteuropa
Mrd.	Milliarden
n	Anzahl der Nennungen
NBl	Neue Bundesländer
o.	oder

Prof.	Professor
rel.	relativ
S.	Seite
s. o.	siehe oben
Std.	Stunde
Tab.	Tabelle
u.	und
u. a.	unter anderem
Univ.	Universität
vgl.	vergleiche
VKF	Verkaufsförderung
WE	Wochenende
z. B.	zum Beispiel

1 Einführung

Die ärztliche Kompetenz und Betreuung durch den Arzt ist und wird auch in Zukunft der zentrale Erfolgsfaktor des Arztes bleiben. Was jedoch, wenn am Standort gleich mehrere Kollegen – allesamt mit guter Reputation – ihre Leistungen anbieten? Wenn es nicht mehr ausreicht, neue Patienten über Mund-zu-Mund-Empfehlungen zu gewinnen oder innovative Kollegen mit modernen Konzepten – z. B. mit der Zusammenlegung von Kompetenzen und Leistungen in medizinischen Dienstleistungszentren – den Patienten eine zeitlich und inhaltlich umfangreichere Präsenz bieten?

Ärzte dürfen sich daher nicht davor scheuen, Marketing zu betreiben. Dies sieht allerdings anders aus, als in gewerblichen Unternehmen: Nicht marktschreierisch, nicht klassische Werbung, sondern informieren statt überreden, Public Relations und Informationsveranstaltungen statt Werbeplakate und Sonderangebote.

Es steht außer Frage, Ärzte tragen wie alle Selbständigen die Verantwortung für ihr „Unternehmen" und die Mitarbeiter, müssen sie leiten und managen, müssen sich zunehmend im Wettbewerb behaupten. Vermehrte Hinwendung zu Privatpatienten und Nebenleistungen, regionale Ungleichverteilung der Konkurrenz, innovative Kooperationsmodelle, neue Freiheiten im Werben und bei der Preisgestaltung und auch ein verändertes, eher kritisches und nicht mehr „ergebenes" Patientenverhalten sind nur einige Entwicklungen, die auch Ärzte zwingen, ihr Praxismanagement zu verbessern.

Notwendigkeit für ein professionelles Praxismanagement

Wer in Zeiten des Umbruchs bestehen will, muss seine Praxis professionell führen. Das bedeutet, nicht „nur" medizinisch perfekte Leistung zu bieten, sondern sich auch auf fremden Gebieten wie z.B. Marketing, Controlling, Personalführung und Finanzierung sicher zu bewegen. Auch in kleinen betrieben in der Industrie, im Handel und sogar im Handwerk sind seit vielen Jahren steigende Anforderungen an die kaufmännische Professionalität zu beobachten. Das „Management" aus dem Bauch und alleine aus der Erfahrung heraus ist passé.

Hinzu kommen Veränderungen in ansonsten stark geregelten Märkten, z. B. in der medizinischen Versorgung, durch die der Anteil der direkt von Patienten zu zahlenden Leistungen zunimmt. Preisverhandlungen mit dem Patienten? Was heute noch für viele Ärzte undenkbar oder gar ein Horrorszenario ist, wird in Zukunft Gang und Gebe sein. Der Patient wird zum Kunden, wenn er die Leistungen aus eigener Tasche zahlen muss. Wie bei klassischen Produkten und Dienstleistung wird nach Sinn und Nutzen der ärztlichen Maßnahme in Relation zum Preis gefragt und ggf. das bessere Preis-Leistungs-Verhältnis des Kollegen ins Feld geführt. Der Arzt wird dann mehr als bisher zum Anbieter im freien Wettbewerb, der seinen Markt erschließen und halten muss. Wer nicht innovativ und kundenorientiert ist, wer die Chancen im Marketing und Trends im Umfeld nicht erkennt und wer auf Bestehendem verharrt und ohne langfristiges Konzept agiert, wird wie auch in Industrie, Handel, Handwerk und Dienstleistung früher oder später vom Markt verdrängt.

Dabei reduzieren viele Erleichterungen für Freiberufler im Vergleich zu gewerblich Selbständigen die kaufmännischen Anforderungen: Gewerbesteuerfreiheit, einfachere Buchführungspflichten durch Aufzeichnung von Einnahmen und Ausgaben und vereinfachte Bilanzierung (nur Einnahme-Überschuss-Rechnung), fehlende Rechnungsabgrenzung durch Ist-Besteuerung und keine Verpflichtung zur Aufzeichnung von Warenein- und Ausgängen, z. T. auch Pauschalabzüge für Betriebsausgaben. All dies erleichtert auch das kaufmännische Praxismanagement.

Diese Entwicklung ist mittlerweile auch bei den Ärzten angekommen. Einige Ärzte haben dies erkannt und „managen“ ihre Praxis professionell, mit durchdachten organisatorischen Abläufen und Personalführung, optimierter Finanzierung und auch mit Kostenrechnung oder sogar Controllingsystemen.

Allerdings engen wiederum verschiedene – auch standesrechtliche – Bestimmungen das unternehmerische Agieren und die dafür verfügbare Zeit von Ärzten ein: Tätigkeitsvorbehalte und -begrenzungen, Sorgfalts- und Berufspflichten, Eignungs- und Ausbildungspflichten, die eine kontinuierliche Weiterbildung verlangen, aber auch Werbeverbote und nach wie vor die Unterbindung des freien Preiswettbewerbs durch Gebühren- und Honorarordnungen in großen Teilen des ärztlichen Agierens.

In diesem Spannungsfeld könnte (immer noch) die Kluft zwischen beruflichem Anspruch und der Notwendigkeit zu unternehmerischem Handeln in der täglichen Praxis kaum größer sein. Geprägt von dem Ideal des freien Berufes, der im „artes liberales“ des römischen Rechtes seinen Ursprung findet, stehen besondere berufliche Qualifikation, die fachliche Kompetenz und die unabhängige geistig-ideelle Leistung weit im Vordergrund vor unternehmerischem Denken und Handeln. Letzteres wird mitunter als nicht standesgemäß empfunden, wer z.B. als Freiberufler Werbung betreibt, wird vielfach von Kollegen schräg angesehen.

Know-how-Bedarf vs. Ablehnung unternehmerischen Handelns

Gleichwohl wird trotz aller Vorbehalte vor „dem Arzt als Unternehmer" und der Angst vor unternehmerischen Exzessen die Notwendigkeit für ein durchdachtes, kaufmännisches Praxismanagement zunehmen.

Und dies bedeutet in der Folge auch ein Mehr an kaufmännischem, insbesondere dem Management-Know-how. Denn der Weg, einen Betriebswirt – als „Officemanager" – einzustellen, dürfte nur bei sehr großen und profitablen Praxen ein gangbarer Weg sein. Und auch der Versuch, die Mitarbeiter zu Managern auszubauen, dürfte schnell seine Grenzen finden.

Will der Arzt nicht dauerhaft auf externe Berater angewiesen sein, so verbleibt das Kompetenzproblem bei ihm. Und das bedeutet zusätzliche Management-Fortbildungen. Daher ist es von Bedeutung zu wissen ...

- welche Einstellung Ärzte gegenüber einem „Mehr" an Praxismanagement zeigen, verkörpert in der Einstellung gegenüber mehr Marketing, kaufmännischem Denken etc.,
- welche Fortbildungsangebote die Ärzte bislang genutzt haben und welche sie nutzen wollen,
- welche Gründe für und gegen diese Fortbildung genannt werden,
- welche Schwerpunkte und Formen der entsprechenden Fortbildung die Ärzte bevorzugen.

Zu diesen und ähnlichen Fragen hat es in den letzten Jahren einige, wenn auch wenige empirische Untersuchungen im deutschsprachigen Raum gegeben. Darunter waren auch zwei Studien des Autors aus den Jahren 1999 und 2004, in der Einstellungen zum Management und Marketing in Arztpraxen, Management-Kenntnisse der Ärzte, deren Nutzung und Nachfrage nach Management-Fortbildungen sowie Anforderungen und Wünsche an das Fortbildungs-Angebot erfragt wurden.

Die hier nun beschriebene Untersuchung knüpft an diese Untersuchungen an, aktualisiert sie und ergänzt die bisherigen Ergebnisse. Zudem lässt der nahezu gleich Aufgab der drei Studien (1999, 2004 und heute, 2008) einen Vergleich über die Zeit zu. Dabei beschränkt sich die Studien allerdings auf niedergelassene Ärzte, da „ambulant tätige“, also in Kliniken angestellte Ärzte eine völlig andere Arbeitssituation und Zuständigkeit für die „Akquisition“ von Patienten vorfinden, als Ärzte in direkt „am Markt“ befindlichen Praxen und somit auch ein anderes Verhalten (Einstellungen gegenüber und Nutzung von Management-Fortbildungen zeigen).

2 Management-Fortbildung bei Ärzten

2.1 Fortbildung bei Ärzten – Formen und Pflichten

Rechtsvorschriften zur Fortbildung und Konsequenzen

Die in Deutschland praktizierende Ärzteschaft unterliegt einer Fortbildungsverpflichtung gemäß § 4 der Berufsordnung der Bundesärztekammer. Zusätzlich hat der Gesetzgeber ab dem Jahr 2004 die Fortbildungspflicht der Vertragsärzte im Sozialgesetzbuch (SGB) durch das Gesundheitsmodernisierungsgesetz (GMG) neu geregelt. Darin wird eine Nachweispflicht der ärztlichen Fortbildung sowohl für Vertragsärzte (§ 95 d SGB V), angestellte Ärzte als auch für Fachärzte im Krankenhaus (§ 137 Abs. 1 Nr. 2 SGB V) gesetzlich verankert. Vor diesem Zeitpunkt wurden die Fortbildungsbestimmungen ausschließlich durch das Berufsrecht festgelegt (Kassenärztliche Bundesvereinigung, 2005 S. A306).

Die Fortbildungsverpflichtung gilt als erfüllt, wenn innerhalb des im Gesetz vorgeschriebenen Fünfjahreszeitraums (01.07.2004-30.06.2009) insgesamt mindestens 250 Fortbildungspunkte nachgewiesen werden. Die Mindestanforderung von 250 Punkten wird auch auf Teilzeitbeschäftigte angewendet. Für Zahnärzte sind nur mindestens 125 Fortbildungspunkte vorgeschrieben. Für angestellte Ärzte ist der fünfjährige Nachweiszeitraum auf die Dauer des Angestelltenverhältnisses anzuwenden.

Der Nachweis für die erreichten Fortbildungspunkte erfolgt über ein Zertifikat der Landesärztekammer (bzw. Landespsychotherapeutenkammer, Landeszahnärztekammer). Wird der Nachweis über den vorgeschriebenen Umfang der Fortbildung bis zum Ablauf des Fünfjahreszeitraums nicht oder nicht vollständig erbracht, schreibt das Gesetz eine Honorarkürzung von 10% in den folgenden vier Quartalen, bzw. von 25% ab dem fünften Quartal vor. Wird der Nachweis nach dieser zweijährigen Nachfrist immer noch nicht geleistet, droht die Entziehung der Zulassung (Kassenärztliche Bundesvereinigung, 2004 S.4f).

Bei Tierärzten sind die Fortbildungsbestimmungen anders geregelt. Hier gilt, auf Basis der Kammergesetze und der Berufsordnungen der Landestierärztekammern, dass alle im Berufsleben stehenden Tierärztinnen und Tierärzte zu einer Fortbildungsleistung von acht Stunden pro Jahr verpflichtet sind. Weitergebildete Tierärzte haben eine Fortbildungspflicht je nach Qualifikation von 12 bzw. 15 Stunden pro Jahr. Für Tierärzte, die zur Weiterbildung ermächtigt sind, beträgt die Fortbildungspflicht 20 Stunden im Jahr. Anrechenbar ist nur Fortbildung, die nach den Statuten der Akademie für tierärztliche Fortbildung der Bundestierärztekammer anerkannt ist. In einigen Tierärztekammern geht die Fortbildungsverpflichtung über die oben dargelegten Maßstäbe der Muster-Berufsordnung der Bundestierärztekammer hinaus (Bundesverband der Freien Berufe 2007, S.5). Damit spielt die Fortbildung bei Tierärzten eine wesentlich geringere Rolle als bei Ärzten und Zahnärzten.

Annerkennung und Formen von Fortbildungen

Die inhaltliche Ausgestaltung der Kriterien zur Anerkennung geeigneter Fortbildungsveranstaltungen und die Anrechenbarkeit von Fortbildungsnachweisen einzelner Ärzte liegen in der Regelungskompetenz der Ärzteschaft. Grundlage ist die (Muster-)Fortbildungsordnung der Bundesärztekammer, die im Jahr 2004 auf dem 104. Deutschen Ärztetag verabschiedet wurde. Darin werden unter anderem Qualitätsanforderungen für die Fortbildungsarten und -inhalte, sowie die Zuordnung einzelner Fortbildungsarten in Punktekategorien geregelt (Bundesärztekammer 2007). Grundsätzlich können den Ärztinnen und Ärzten nur solche Fortbildungsveranstaltungen angerechnet werden, die zuvor von einer Ärztekammer oder anderen Heilberufskammer anerkannt und mit Fortbildungspunkten bewertet worden sind. Im Einzelfall sind die jeweiligen Fortbildungsordnungen der Landesärztekammern bindend, die sich allerdings an der (Muster-)Fortbildungsordnung der Bundesärztekammer orientieren. Die meisten Kammern führen Punktekonten für die zugelassenen Ärzte und stellen auf Antrag ein Zertifikat über erbrachte Fortbildungsleistungen aus. Bei Zahnärzten läuft der Anerkennungsprozess über die jeweiligen Landeszahnärztekammern.

Fortbildungsangebot für Ärzte

Ärzte können zwischen einer Vielzahl verschiedener Formen der Fortbildung wählen. Dazu gehören unter Anderem klassische Fortbildungsveranstaltungen wie Symposien, Tagungen, Workshops oder Kongresse, aber auch Fortbildungen mit aktiver Beteiligung an Kursen, Studiengruppen, Qualitätszirkeln oder Supervisionen. Daneben ist eine Fortbildung durch das Selbststudium oder im Zuge einer Referententätigkeit möglich (Bundesärztekammer 2007). Besonders die interaktive Fortbildung durch elektronische, audiovisuelle oder visuelle Medien mit Auswertung des Lernerfolgs hat in den letzten Jahren stark zugenommen (Gieseke / Gerst, 2009 S. A-2696).

Da die Anerkennung der Fortbildungen von den jeweilig zuständigen Landesärztekammern (bzw. Landeszahnärztekammern, Landespsychologenkammern) abhängig ist, ist a priori nicht festgelegt, welche Organisationen oder Einrichtungen ärztliche Fortbildungen anbieten dürfen. Die Kammern bemühen sich (nach eigenen Angaben), ein befriedigendes Angebot an „interessensfreier" Fortbildung anzubieten (Transparency 2005, S. 17). Dies soll z. B. durch die von den Landesärztekammern betriebenen Fortbildungsakademien gewährleistet werden. Weiterhin bieten auch Universitäten oder Universitätsklinken sowie kommerzielle Einrichtungen Fortbildungsprogramme an, die aber als wissenschaftlich-neutral angesehen werden können.

Dem gegenüber kann aber Transparency Deutschland (2005, S.17) feststellen, dass die pharmazeutische Industrie im Jahr 2001 ca. 1,5 Mrd. Euro für ärztliche Fortbildung ausgab. Und damit wird – laut Meinung der Arzneimittelkommission der Deutschen Ärzteschaft, einem Ausschuss der Bundesärztekammer – der überwiegende Teil der Fortbildungen von der Industrie finanziert (Transparency 2005, S.17), wenn auch exakte Zahlen, die die Fortbildungen für Ärzte nach Trägern aufschlüsseln, nicht verfügbar sind. Ein Grund hierfür ist, dass es auch eine Vielzahl von Verbänden und Vereinigungen sowie freier Trägerschaften gibt, die Fortbildung anbieten, aber die tatsächlichen Träger dahinter nicht immer eindeutig feststellbar sind.

Industriefinanzierte Fortbildung unterscheidet sich auch nicht allzu sehr von den Formen der Akademien der Landesärztekammern. Erstere bieten jedoch auch Kongresse, größere Tagungen und kostenfreie Onlineportale mit (von wem auch immer) zertifiziertem Kursangebot an. Obwohl exakte Zahlen dazu fehlen, kann davon ausgegangen werden, dass der inhaltliche Schwerpunkt der Fortbildungen (aller Anbieter) bei den fachbezogenen Themen liegt. Wogegen fachfremde Themen, wie zum Beispiel kaufmännische Fortbildung oder Praxismanagement, einen nur untergeordneten Stellenwert besitzen.

Darüber hinaus muss hier zwischen der Fortbildung für Zahnärzte und für Humanärzte unterschieden werden. Bei zahnärztlicher Fortbildung zeigen sich einige strukturelle Unterschiede gegenüber der humanärztlichen Fortbildung. So gibt es keine Aufspaltung der Fortbildungsmaßnahmen in "ambulante" und "stationäre" Formen, da die Zahnärzteschaft fast ausschließlich ihren Beruf in freier Praxis ausübt. Weiterhin ist die zahnärztliche Fortbildung stärker nach Tätigkeitsbereichen strukturiert. Praktische Übungsteile haben einen sehr viel höheren Stellenwert als in der humanärztlichen Fortbildung (Bergmann-Krauss et al. 2005a, S. 4f). Darüber hinaus weisen Bergmann-Krauss et al. (2005b, S.26) darauf hin, dass bei Fortbildungsveranstaltungen für Zahnärzte nur in sehr seltenen Fällen Sponsoren zur Verfügung stehen. In der Regel sind auch die Fortbildungsprogramme der Dentalindustrie, insbesondere praktische Arbeitskurse, gebührenpflichtig.

Kritik am Fortbildungssystem

Die Einführung der "Pflicht zur fachlichen Fortbildung" (§ 95d im SGB V) durch den deutschen Gesetzgeber geschah im Zuge der Neuregelungen zur gesetzlichen Krankenversicherung. Nicht zuletzt ist diese Neuregelung als Reaktion auf die bereits im Jahre 2000 geäußerte Kritik des Sachverständigenrats zur Begutachtung der Entwicklung im Gesundheitswesen des Bundesministeriums für Gesundheit (BMG) zu verstehen. In der damaligen Kritik wurden vor allem die Intransparenz des ärztlichen Fortbildungsgeschehens, die unzureichende Praxisrelevanz, die mangelnde Neutralität, die unklare Evidenz und die Vernachlässigung des Trainings interpersoneller Kompetenzen bemängelt (SVR 2001).

Nach wie vor wird kritisiert, dass die Fortbildungsangebote und -maßnahmen durch Dritte, insbesondere durch die Pharmaindustrie, geprägt sind (der so genannte hohe Prägungsgrad) (Bergmann-Krauss et al. 2005a, S. 5).

So bieten sich in den letzten Jahren immer mehr internetbasierte, kostenlose Fortbildungen über Internetportale an, die fast ausschließlich von der pharmazeutischen Industrie betrieben oder finanziert werden (Spiegel 2008, S. 1). Nach Zeitungsberichten warf das Bundeskartellamt der Bundesärztekammer jüngst vor, dass viele Online-Kurse nichts anderes als Werbemaßnahmen sind, die als Fortbildung getarnt werden (SZ 2008, S. 1). Die Landesärztekammern hätten ihre Stellung als Zertifizierer der Fortbildungsveranstaltungen missbräuchlich ausgenutzt und dem benannten Missbrauch Vorschub geleistet. Allerdings gibt es zu diesen Unterstellungen keine wissenschaftlich validen Untersuchungen.

Weiterhin wird kritisiert, dass die Neuregelung der Fortbildungsverpflichtung bei Ärzten durch den Gesetzgeber eine gewisse „Punktefixierung" in der Ärzteschaft ausgelöst hat (Gieseke / Gerst 2007, S. A-2696). Damit ist gemeint, dass viele Fortbildungen weniger wegen fachlichem Interesse am

Lerninhalt belegt werden, sondern die Ärzte vor allem auf das Erlangen der Fortbildungspunkte fixiert sind. Dieses Verhalten wird dadurch deutlich, so die Kritiker, dass die Beteiligung der Ärzte an den traditionell angebotenen Präsenzveranstaltungen der Fortbildungsakademien der Kammern nach Einführung der Fortbildungspflicht rapide gesunken ist. Dagegen konnten Anbieter medialer Fortbildungen regen Zulauf verzeichnen. Diese Fortbildungen würden den Punkteerwerb aber deutlich vereinfachen (Gieseke, Gerst 2007, S. A-2696). Allerdings ist fraglich, ob diese Kritik einer empirischen Untersuchung standhalten würde.

Die zuvor genannte Kritik am großen Einfluss Dritter auf die Fortbildung fällt für Fortbildungsmaßnahmen für Zahnärzte deutlich geringer aus. Grund ist der ohnehin geringere Stellenwert, den die Pharmaindustrie bei Zahnärzten besitzt (Brecht et al. 2004; Bergmann-Krauss et al. 2005a). Dies wird besonders daran sichtbar, welche Trägerinstitutionen zahnärztliche Fortbildung anbieten. Aus der nebenstehenden Abbildung wird ersichtlich, dass der Großteil der besuchten Fortbildungen (Mehrfachnennungen waren möglich) der befragten Zahnärzte auf die Zahnärztekammern entfällt.

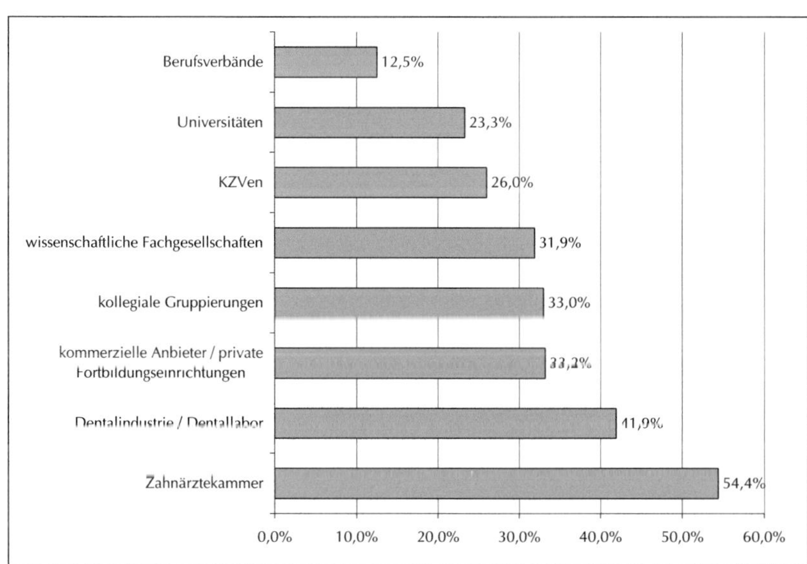

Abbildung 2.1: Trägerinstitutionen zahnärztliche Fortbildung (rel. Häufigkeiten bei n = 1027, Mehrfachnennungen möglich, eigene Darstellung gemäß Ergebnisse der Studie von Bergmann-Krauss et al. 2005b, S.26)

2.2 Studien zu kaufmännischer Fort- und Weiterbildung bei Ärzten

Studien zur gesamten Gruppe der Freiberufler

Die Fort- und Weiterbildung von Ärzten war nicht nur Anlass zu Studien hierzu in der Gruppe der Ärzte, es gibt auch einige Studien, die sich generell mit Fort- und Weiterbildung bei Freiberuflern befasst. Darunter finden sich auch Studien speziell zur Management-Fortbildung, von denen die von Pfeffer / Reize (1999) und Räthke (2002) im weiteren Verlauf dieses Kapitels noch weitere Erwähnung erfahren.

Ebenso zu erwähnen sind eine Befragung der Universität Flensburg bei Verbands- und Kammervertretern sowie eine umfangreichere Befragung von Freiberuflern durch das Deutsche Institut für kleine und mittlere Unternehmen in Berlin, beide Studien stammen aus dem Jahre 2003. In diesen Studien wurde im Wesentlichen zwischen den Ärzten sowie Apothekern (inkl. Zahn- und Tierärzte, Heilpraktiker etc., als Repräsentanten der Heilberufe), Ingenieuren und Architekten (als Vertreter der technischen Freiberufe), Rechtsanwälten und Notaren sowie Künstlern (freie Kulturberufe) differenziert. Steuerberater, Wirtschaftsprüfer, Unternehmensberater und Mediendienstleister wurden wegen der standesbedingten ohnehin vorhandenen betriebswirtschaftlichen Kenntnisse nicht befragt.

Außer bei Rechtsanwälten und Notaren wurde Vertrags- und haftungsrechtliches Wissen, bei Künstlern auch urheberrechtliche Kenntnisse als wichtigste notwendige Kompetenz angesehen. Bei dem betriebswirtschaftlichen Wissen war allen Befragten Marketing / Werbung die wichtigste Kompetenz, wobei bei den Freiberuflern, deren Leistungen keinen oder nur geringen Regelungen unterliegen, Methoden der Preiskalkulation besonders gefragt sind. Es folgen in der Skala der Bedeutung Kenntnisse im Rechnungswesen / Steuern (zumindest, um den eigenen Steuerberater zu verstehen oder ihm kostspielige Vorarbeiten abnehmen zu können) und in der Kostenrechnung (Ermittlung / Abschätzung, Zuordnung, Berechnung). Letzteres wird als wichtige Kompetenz weniger im Sinne der Anwendung für die eigene Tätigkeit (Ausnahme waren hier die Architekten) betrachtet, als vielmehr, um ein Verständnis für die Kostenstrukturen der Kunden und Klienten zu erlangen. Strategische Planung (inkl. Marktforschung und Markterschließung) und Controlling wurden nur dann als wichtig angesehen, wenn den Befragten die Inhalte dieser Aufgaben bekannt war. Andere Kenntnisse, z.B.

zu Standortbeurteilung wurden nur von Apothekern hervorgehoben und Kompetenzen im Management von Innovation nur bei Architekten und Ingenieuren. Für Personalmanagement wird kein Bedarf erkannt. Die Studien zeigen zudem einen großen Bedarf für zusätzliches Know-how bei den Freiberuflern und die Erkenntnis bei den Betroffenen, dass diese Kompetenzen sinnvoll und nützlich sind.

Wie wichtig ein unternehmerisches Denken für den Erfolg von Freiberuflern sein kann, wird auch durch die Neuregelungen für die Kreditvergabe („Basel II") deutlich. Nach diesen Bestimmungen erstellen – ab einer bestimmten Kreditsumme – die Banken zur Bonitätsbewertung und Bestimmung der Kreditkonditionen ein Rating des Unternehmens bzw. der Praxis oder Kanzlei. Darin fließen jenseits der feststehenden betriebswirtschaftlichen Bedingungen (Finanzierung, Umsatz, Gewinn etc.) auch „soft facts" wie die Managementqualitäten, die strategische Ausrichtung der Praxis / Kanzlei oder die Qualität der bisherigen Patienten- / Mandanten- bzw. Kunden- und die Bank – Beziehungen ein. Damit kann die unternehmerische Eignung auch eines Freiberuflers einen wesentlichen Ausschlag auf die Kreditvergabe und langfristig auf den Erfolg der Praxis haben. Doch trotz des hohen Stellenwertes von Basel II auch für die Freiberufler – und aufgrund der teuren Praxisausstattungen besonders auch für Ärzte – sind Freiberufler über das Thema nur unzureichend informiert: Eine Studie der Universität Rostock (Räthke 2002) ergab unter anderem, dass 62,2% der Befragten in der Gruppe „Freie Heilberufe" keine Kenntnis über die neuen Kreditvergaberichtlinien besitzen. Dagegen waren die Kenntnisse in anderen Gruppen höher. In der Gruppe „Freie wirtschaftsberatende Berufe" hatten nur 38,2% keine Kenntnisse über Basel II, während in der Gruppe „Freie naturwissenschaftliche Berufe" 53,6% über kein Wissen bezüglich des Themas verfügten.

Studien über kaufmännische Fortbildung bei Ärzten

Es gibt nur wenige Studien, die sich mit der Fortbildung speziell für Ärzte befassen. Folgende Studien aus dem deutschsprachigen Raum können hier aufgeführt werden. Lediglich die Studien von Müller (2002) und Meyer (1999; 2004) befassen sich dabei explizit mit kaufmännischen Fortbildungen:

Autoren	Titel der Studien	Jahr
Gerlach, F. M., Beyer, M.	Qualitätssicherung in der Praxis - Ergebnisse einer Bedarfs- und Erwartungsanalyse bei niedergelassenen Ärztinnen und Ärzten in Bremen und Bremerhaven	1996
Gerlach, F. M, Beyer, M.	Ärztliche Fortbildung aus der Sicht niedergelassener Ärztinnen und Ärzte – repräsentative Ergebnisse aus Bremen und Sachsen-Anhalt	1999
Meyer, Jörn-Axel	Management-Fortbildungsbedarf und Meinungen dazu bei Ärzten (unveröffentlicht)	1999, 2004
Kleine, P., Rienhoff, O., Storp, D., Wenzlaff, P.	ÄKN-Umfrage: Fortbildungsangebote in Niedersachsen 1998 und ihre Bewertung	2000
Müller, Günther	Persönlichkeitsstudie – Unternehmerische Eignung unter Ärzten	2002
Bestmann, B., Rohde V., Wellmann, A., Küchler, T.	Zufriedenheit von Ärztinnen und Ärzten - Berufsreport	2003, 2004

Tabelle 2.1: Studien zum Fortbildungsverhalten von Ärzten

Allen benannten Studien ist das Ergebnis gemein, dass es einen wachsenden Bedarf für unternehmerisches Know-how in Arzt-Praxen und damit für diese Fortbildung gibt.

So konnte die Untersuchung der Universität Landau zeigen, in welchem Maße der Praxiserfolg von dem unternehmerischen Persönlichkeitspotenzial des Arztes abhängig ist (Müller 2002). Das unternehmerische Persönlichkeitspotenzial wurde aus mehreren psychologischen Merkmalen, wie Leistungsmotivstärke, Risikoneigung, Ungewissheitstoleranz, Problemlösungsorientierung, internale Kontrollüberzeugung und Durchsetzungsvermögen modelliert (Müller 2002). Es wurden 259 niedergelassene Fachärzte untersucht. Die Studie zeigte, dass „unternehmerisch geeignete" Ärzte einen größeren wirtschaftlichen Erfolg mit ihrer Praxis erzielen konnten. Der Erfolg wurde mit Hilfe der jeweiligen Daten über Kassenabrechnungen, Einkünfte und Praxiskosten berechnet (Müller 2002). Insgesamt waren nur ein Viertel der Fachärzte "uneingeschränkt unternehmerisch geeignet“. 61% wurden als "bedingt unternehmerisch geeignet" eingestuft, 13,1% sogar nur als "unternehmerisch nicht geeignet" (Müller 2002).

In zwei nahezu identischen Studien des Lehrstuhls für kleine und mittlere Unternehmen an der Universität Flensburg unter der Leitung von Jörn-Axel

Meyer aus den Jahren 1999 und 2004, also vor Einführung der Fortbildungsverpflichtungen (s. o.) wurde bei jeweils etwa 400 niedergelassenen Ärzten untersucht, welche Einstellung die Ärzte gegenüber einem „Mehr" an Praxismanagement zeigen, verkörpert in der Einstellung gegenüber mehr Marketing, kaufmännischem Denken etc., welche Fortbildungsangebote die Ärzte bislang genutzt haben und welche sie nutzen wollen, welche Gründe für und gegen diese Fortbildung genannt werden sowie welche Schwerpunkte die Ärzte in der Fortbildung wünschen und welche Anforderungen sie an die Veranstaltungen stellen. Die Befragungsinhalte und -items sind zudem nahezu identisch mit denen der hier vorliegenden Untersuchung desselben Autors. Dies war bzw. ist so gewollt, da es einen vergleich der Ergebnisse über die Zeit sowie vor und nach der Reform der Pflichtfortbildung ermöglicht. Da dieser Vergleich im Detail in den späteren Kapiteln noch vorgenommen wird, wird hier auf eine weitergehende, redundante Wiedergabe der Ergebnisse der früheren Studien verzichtet.

Kaufmännische Fortbildung bei Zahnärzten

Die Befundlage aus Studien, die sich explizit mit der Fortbildung bei Zahnärzten befassen, ist gering. Hier sind nur wenige Studien auffindbar, andere Ergebnisse müssen aus den oben benannten, generelleren Studien abgeleitet werden:

Autoren	Titel der Studien	Vorortung	Jahr
Oesterreich, D., Klammt, J., Curth, K.	Zahnärztliche Fortbildung in Mecklenburg-Vorpommern – Stand und Perspektiven	Zahnärztekammer Mecklenburg-Vorpommern.	2002
Schmid, U.	Professionalisierung in der zahnmedizinischen Fortbildung	Universität Duisburg-Essen	2003
Oesterreich, D., Klammt, J., Curth, K.	Zahnärztliche Fortbildung in Mecklenburg-Vorpommern – Stand und Perspektiven im Jahr 2003	Zahnärztekammer Mecklenburg-Vorpommern.	2004
Bergmann-Krauss, B., Micheelis, W., Walther, W	Die Fortbildung des niedergelassenen Zahnarztes: Nutzung und Bewertung	Institut der Deutschen Zahnärzte	2005

Tabelle 2.2. Studien zum Fortbildungsverhalten von Zahnärzten

Auch diese Studien zeigen gemeinsam einen wachsenden Bedarf für kaufmännische Fortbildung bei Zahnärzten auf. Dies korrespondiert mit den Studien zu allen Ärzten.

Neben regionalen Erhebungen in Mecklenburg-Vorpommern im Jahre 2000 und 2004 (Oesterreich et al. 2002 und 2004) wurde bisher erst eine bundesweite Studie über das Fortbildungsverhalten unter Zahnärzten durchgeführt (Bergmann-Krauss et al. 2005a). Dabei wurde durch eine schriftliche Befragung versucht, eine erste Bestandsaufnahme zu „Art, Umfang und Bewertung von Fortbildungsaktivitäten aus dem Blickwinkel der praktischen Berufsausübung des niedergelassenen Zahnarztes" (Bergmann-Krauss et al. 2005a, S. 1) zu erstellen. Es konnte festgestellt werden, dass Fortbildungen für Zahnärzte auf eine rege Nachfrage stoßen. 11% der befragten Zahnärzte machten zu ihrer Teilnahme an Fortbildungsveranstaltungen entweder keine Angaben oder gaben an, sich in diesem Zeitraum (1. Halbjahr 2004) tatsächlich nicht fortgebildet zu haben (Bergmann-Krauss et. al 2005a, S. 33).

Die Bereitschaft, auch monetäre Kosten für Fortbildungen in Kauf zu nehmen lässt sich daran erkennen, dass 50% der Befragten im 1. Halbjahr durchschnittlich etwas mehr als 500 Euro für Teilnahmegebühren ausgegeben haben. Ein Viertel der befragten Zahnärzte gab sogar an, mehr als 1.000 Euro für Fortbildungen ausgegeben zu haben.

Allerdings wurde in den Studien auch deutlich, dass der überwiegende Teil der besuchten Fortbildungsveranstaltungen auf zahnmedizinische Themen entfällt, betriebswirtschaftliche Fortbildung nur wenig belegt und nachgefragt wird: Lediglich 28,4% der Befragten gaben an, Fortbildungen über Praxisorganisation im weiteren Sinne besucht zu haben. 8,5% der Zahnärzte belegten Schulungen über Mitarbeiterführung (Bergmann-Krauss et al. 2005a, S. 19). Dieses Bild spiegelt sich auch bei den Antworten der befragten Zahnärzte auf die Frage nach dem größten Nutzen wieder, den sie aus den Fortbildungen ziehen konnten. Vier Fünftel der Befragten meinten, dass sie in ihrer fachlich – zahnmedizinischen Tätigkeit unterstützt werden, wogegen nur gut ein Viertel den Nutzen der Schulungen „in wirtschaftlicher Hinsicht für die Praxis" (Bergmann-Krauss et al. 2005a, S. 27) ausmachten.

Es sei hier angemerkt, dass die obigen Erkenntnisse über das Fortbildungsverhalten der Zahnärzte auf der bisher einzigen bundesweiten Studie von Bergmann-Krauss et al. (2005a) basieren. Die oben angeführten länderspezifischen Studien bestätigen die Ergebnisse zwar teilweise, sind aber aufgrund von unterschiedlichem Forschungsdesign, Fragestellungen und

Reichweite der Befragungsaussagen nur begrenzt mit der Untersuchung von Bergmann-Kraus et al. (2005a) vergleichbar. Darüber hinaus ist zu beachten, dass die Studie von Bergmann-Krauss et al. (2005a) im Jahre 2004 durchgeführt wurde. Zu dieser Zeit waren die Ärzte durch das neue Gesundheitsmodernisierungsgesetz (s. o.) stark sensibilisiert, was eine temporäre Verzerrung der Antworten wahrscheinlich machte. Die nachfolgende Untersuchung muss also klären inwieweit die Aussagen der Studie von Bergmann-Krauss et al. (2005a) Bestand haben.

Es gibt aber auch Anzeichen dafür, dass gerade bei jungen Zahnärzten die Nachfrage an betriebswirtschaftlichen Kenntnissen steigt. So hat eine „formlose" Umfrage des Webportals yd[2] (Young dentists 2008) ergeben, dass junge Zahnärzte besonders die Bereiche Führung und Management (33%) und Marketing und Betriebswirtschaft (23,4%) für wichtige und interessante Themen in der Zukunft halten. Wenn auch diese Umfrage mehr einen groben Indikator denn eine fundierte Analyse darstellt, verfestigt sich das Bild über den Bedarf für kaufmännisches Wissen bei Zahnärzten als Erfolgsbedingung für Praxisneugründungen. Das unternehmerische Potential des Praxisgründers ist ein wichtiger werdender Faktor für den Erfolg der zahnärztlichen Existenzgründung (Becker / Klingenberger 2008). Vor allem die Entscheidung des Zahnarztes für die Konzentration auf einzelne Arbeitsschwerpunkte, die häufiger nachgefragt werden und deshalb betriebswirtschaftlich rentabler sind, verhilft Praxisneugründungen zu mehr Erfolg, ergab die Studie von Becker und Klingenberger.

Schlussfolgerungen und Hypothesen

Aus der Analyse der bisherigen Abhandlungen und Studien zur Fort- und Weiterbildung von Ärzten können einige Erkenntnisse festgehalten werden, die zudem auch als Eingangsthesen für die folgende empirische Studie dienen und die anhand dieser überprüft werden können:

- Interesse und Nutzung von Management-Fortbildungenliegt bei Ärzten weit hinter der fachbezogenen Fortbildung zurück.
- Dennoch wird Interesse und Bereitschaft wie auch die Nutzung zunehmen, da der wirtschaftliche und wettbewerbliche Druck für Ärzte steigt, der allgemein- und standesgesetzliche Rahmen gelockert ist, sowie auch für den Besuch von Management-Fortbildungen anrechenbare Fortbildungspunkte vergeben werden. Zudem bauen die „Basel II" - Bestimmungen weiteren Druck auf die Ärzte zu einem professionellen Management auf. Ebenso der signifikant größere Erfolg von Arztpraxen, die un-

ter einer kaufmännisch versierten Leitung stehen, wird mehr Ärzte animieren, sich dem Thema Management zu widmen.

- Dabei werden niedergelassene Ärzte und diejenigen, die in größeren Gemeinschaften arbeiten, eine größere Bereitschaft und Nutzung aufweisen, als stationär tätige Ärzte, da diese sich direkt am „Markt" bewähren müssen.
- Für Tierärzte, die weitgehend außerhalb des geregelten Gesundheitssystems arbeiten, trifft dies umso mehr zu.
- Zudem werden junge Ärzte, die sich allein schon aufgrund ihrer Lebensarbeitsperspektive auf die weitere Zukunft und den verändernden Gesundheitsmarkt einrichten müssen, ebenso einen größeren Zuspruch (Bereitschaft der Nutzung und tatsächliche Nutzung) zeigen als ältere Ärzte.
- Junge und niedergelassene Ärzte werden daher auch einen größeren Einfluss auf die Inhalte der Management-Fort- und -Weiterbildung beanspruchen, als ältere oder stationär tätige Ärzte.
- Schwerpunkte der Nachfrage dürften daher auch Marketing / Kommunikation sowie Praxismanagement inkl. Führung und Finanzierung (Basel II) sein.

Jenseits dieser Erkenntnisse, die in der folgenden empirischen Untersuchung noch – konfirmatorisch – zu hinterfragen sind, wird die Untersuchung weitere, neue Befunde – explorativ – beitragen.

3 Eine neue Untersuchung

3.1 Design und Durchführung

Ziel der Studie und das Design

Wie bereits in den o. g. früheren Studien wurden auch im August / September 2008 niedergelassene Ärzte und Ärztinnen befragt. Ziel der Befragung war es nicht, tiefgehende und umfassende Informationen zu den Ärzten zu erhalten und damit Analysen zu betreiben. Vielmehr sollte durch eine in einem kurzen Zeitraum durchführbare Erhebung ein erstes Meinungsbild erbracht werden.

Im Vordergrund stand daher ein kurzer Fragebogen, der sich auf den Befragungsschwerpunkt konzentriert und der aufgrund seiner Länge und Gestaltung möglichst geringe Reaktanz und Ablehnung vor und im Interview bewirkt. Es wurden nur einige wenige Rahmendaten zum Arzt erhoben, im Mittelpunkt stand dann eine Batterie von Aussagen, zu der die Befragten lediglich sich zustimmend oder ablehnend äußern sollten. Der wissenschaftliche Anspruch nach tiefer gehenden Fragen und Items musste allerdings hinter diesem Ziel zurückstehen.

Auf Adresslisten des Deutschen Instituts für kleine und mittlere Unternehmen zu niedergelassenen Ärzten im gesamten Bundesgebiet zurückgreifend wurden daraus zufällig sowohl Human- als auch Zahn- und Tierärzte befragt. Es wurden keine angestellten Ärzte befragt. Die Befragten wurden telefonisch angesprochen (621) und wenn diese bereit und fähig waren, sofort befragt (267). Ansonsten wurde der Fragebogen zugesandt / per Email versendet und deren Rücklauf abgewartet (122). Dazu wurde bei 89 Ärzten telefonisch – zum Teil wiederholt nachgehakt. Die Interviews dauerten daher sehr selten mehr als 15 Minuten. Die Befragung wurde von zwei durch das Deutsche Institut für kleine und mittlere Unternehmen beauftragten professionellen Interviewern durchgeführt.

Die Fragen

Somit haben insgesamt 389 Ärzte geantwortet. Diese wurden einleitend mit folgenden Fragen belegt (siehe Fragebogen im Anhang). Dabei wurde den im Kapitel zuvor aufgestellten Thesen mit der Abfrage der Fachrichtung (Human-, Zahn-, Tierarzt), Form der Niederlassung und dem Alter des befragten Rechnung getragen, so wie es schon in den Untersuchungen von 1999 und 2004 der Fall war.

- Zunächst wurde vom Interviewer ohne direkte Frage festgehalten, …
  - in welchem Bundesland der Arzt niedergelassen ist und
  - ob er männlich oder weiblich ist.
- Weiter sollte der Interviewer in Erfahrung bringen (aufgrund der Stimme des Befragten oder freier Auskunft), welcher Altersklasse der Befragte ungefähr zuzuordnen ist (jüngerer (frisch begonnen) / älterer Arzt (Ruhestand in Sicht), mittleres Alter).
- Weitere Anmerkungen standen dem Interviewer offen.
- Weiter sollten die Befragten fachlich eingeordnet werden:
  - Einordnung in Human-, Zahn- oder Tiermediziner (ggf. auch Sonderfälle).
  - Bei den Humanmedizinern wurde zudem die (grobe) Fachrichtung ermittelt (Allgemeinarzt / Praktischer Arzt, HNO, Orthopädie / Sportarzt, Pädiatrie, Innere Medizin u. s. w.).
- Es wurde die Form der Niederlassung der Ärzte erfragt, wobei in allein arbeitender Arzt sowie Praxisgemeinschaft mit und ohne angestellte Ärzte unterschieden wurde.

Es schlossen sich sodann drei Blöcke mit Aussagen an, zu denen sich der Befragte lediglich zustimmend oder ablehnend äußern sollte (stimme zu / stimme nicht zu). So konnte in schneller Weise ein Meinungsbild erhoben werden. Es wurden folgende Aussagen vorgegeben:

- Mehr Marketing würde meinem Ruf schaden.
- Professionelles Praxismanagement ist wichtig.
- Meine kaufmännischen Kenntnisse könnten besser sein.
- Ich müsste mehr für mein Praxismanagement tun.
- Ich mache jetzt mehr „Marketing".
- Kollegen schauen vermehrt auf die Honorareinnahmen.
- Ich muss immer mehr für neue und bestehende Patienten tun.
- Für den Erfolg meiner Praxis reicht gute Leistung alleine nicht mehr aus.
- Ein guter Arzt braucht kein Marketing.

- Ich habe schon eine Management-Fortbildung besucht.
  - … zum Thema Praxismanagement.
  - … zum Thema Qualitätssicherung.
  - … zu anderen Management-Spezialthemen.
- Ich bin an Zirkeln mit anderen Ärzten beteiligt.
- Ich brauche keine Management-Fortbildung.
- Ich will eine Management-Fortbildung besuchen.
- Ich habe für alle Fragen gute Berater.
- Mir hat / haben solche Seminare nichts gebracht.
- Ich hörte von anderen, dass diese nichts nützen.
- Ich erkenne den Nutzen nicht.
- Ich helfe mir selbst und lese mir das Notwendige an.
- Die Qualität / Kundenorientierung ist schlecht.
- Die Angebote sind zu teuer.
- Dafür habe ich keine Zeit.
- Ich sende meine Mitarbeiter dahin.
- Das Angebot ist zu allgemein oder zu speziell.
- Es gibt nur isolierte Angebote, die nicht rundum helfen.
- Es gibt für jegliche Fragen doch Berater.

In einem dritten Teil der Befragung wurden die Ärzte nach Ihren Anforderungen zu Management-Fortbildungen befragt. Dies beschränkte sich auf einige Stichworte zum Inhalt und Eigenschaften des Angebots. Auch wurde gefragte, für welches Management-Wissen die Ärzte Interesse besitzen, wurden folgende Stichworte vorgegeben:

- Marketing, sowie darunter …
  - Standortwahl
  - Marktforschung
  - Leistungsplanung
  - Kommunikation / Werbung
  - Preisgestaltung
- Personalbeschaffung und -entwicklung
- Führung, Personalmanagement

- Kontrolle / Controlling
- Kostenrechnung
- Rechnungswesen
- Steuern / Umsatzsteuer
- Finanzierung
- Strategische Planung

Die Befragten konnten ihren Bedarf auf einem einfachen Rating „kein – mittelmäßiger – großer Bedarf" bewerten. Die Befragten konnten zudem ein weiteres Themenfeld frei nennen. Zudem sollten die Befragten auf einem Rating „unwichtig – begrenzt wichtig – sehr wichtig" Ihre Wertung zu den folgenden Anforderungen an die Management-Fortbildungen äußern. Sie wurden vom Interviewer ausdrücklich darauf hingewiesen, innerhalb der genannten Anforderungen Prioritäten zu berücksichtigen und so zu differenzieren, um nicht eine zu große Wünschbarkeit einfließen zu lassen. Als Anforderungen wurden vorgegeben ...

- (geringe) Kosten der Fortbildung
- möglichst geringe zeitliche Belastung
- zeitlich gut gelegene Termine (z. B. am Wochenende)
- Nähe der Veranstaltungen zum Wohnort
- Möglichkeit zum Erfahrungsaustausch mit Dozent und anderen Teilnehmern
- Vergabe eines Abschlusses
- Anerkennung als Fortbildung (Punkte)
- Möglichkeit zur Mitgestaltung der Inhalte
- Praxisbezug / Umsetzung

Die Befragten konnten zudem maximal zwei weitere Anforderungen frei nennen. Damit war die Befragung abgeschlossen. In der späteren Auswertung werden neben den neuen explorativen Ergebnissen auch die in Kapitel 2 abschließend hergeleiteten Thesen geprüft.

3.2 Auswertung

Die Art der Fragen und die Skalierung der Antworten dazu lässt nur eine – wenn auch hier gewollte – einfach statistische Auswertung zu. Insbesondere die Zustimmung / Ablehnung der Befragten zu den o. g. Aussage-Items gibt der Interpretation im späteren Kapitel mehr Raum.

3.2.1 Zur Auswertung

Die Rückläufe erfolgten zum einen in Form der telefonischen Interviews, zum anderen als Feedback per Email / Fax. Ein Vergleich der Teilsamples sowie eine varianzanalytische Untersuchung für die Wertung der Aussagen (s. o.) ergab keine signifikanten Unterschiede (5% Niveau). Lediglich bei den Fachgebieten der Ärzte gab es – wohl aber eher zufällig – Unterschiede von etwas mehr als 5%.

3.2.2 Das Sample

Die Mehrheit der befragten Ärzte waren Humanärzte, was auch grob den Verhältnissen in ganz Deutschland entspricht, wenn auch die Verteilung im Sample nicht den Proportionen der in Deutschland niedergelassenen Human- (etwa 130.000) und Zahnärzte (etwa 60.000) sowie Veterinären (etwa 35.000) entspricht. Im vorliegenden Sample sind im Vergleich dazu die Tiermediziner erheblich unterrepräsentiert.

Kategorie des Arztes	abs. Häufigkeit	rel. Häufigkeit
Humanarzt	228	58,6%
Zahnarzt	139	35,7%
Tierarzt	22	5,7%
k. A.	0	0%
Summe	389	100%

Tabelle 3.1: Verteilung der befragten Ärzte nach Grundausrichtung (absolute und relative Häufigkeiten)

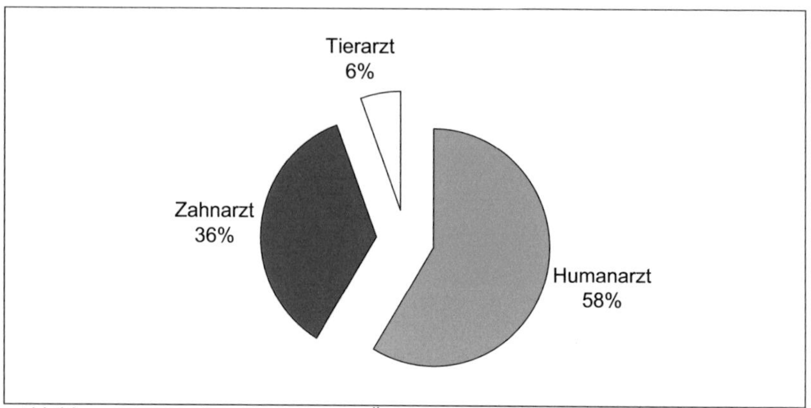

Abbildung 3.1: Verteilung der befragten Ärzte nach Grundausrichtung (relative Häufigkeiten)

Auch die Verteilung der befragten Humanärzte nach ihrer Fachrichtung entspricht nicht exakt den Verhältnissen im gesamten Bundesgebiet, die Proportionen werden allerdings grob wiedergegeben.

Fachrichtung der Humanärzte	abs. Häufigkeit	rel. Häufigkeit
Allgemeinarzt / Praktischer Arzt	124	31,9%
Gynäkologie / Urologie	36	9,3%
Innere Medizin	34	8,7%
HNO, Mund-Kiefer	26	6,7%
Orthopädie / Sportarzt	25	6,4%
Augenheilkunde	24	6,2%
Chirurgie	17	4,4%
Dermatologie / Geschlechtskrankheiten	16	4,1%
Neurologie / Nervenheilkunde	12	3,1%
Pädiatrie	8	2,1%
Radiologie etc.	5	1,3%
Schmerztherapie	2	0,5%
k. A.	0	0%
andere	60	15,4%
Summe	389	100%

Tabelle 3.2: Verteilung der befragten Humanärzte nach Fachrichtung (absolute und relative Häufigkeiten)

Geschätztes Alter des Arztes / Geschlecht des Arztes			
Geschlecht	**weiblich**	**männlich**	**Summe**
jünger (unter 35)	61	52	113
mittleres Alter (35 bis 55)	72	125	197
älter (über 55)	18	61	79
Summe	151	238	389

Tabelle 3.3: Verteilung der befragten Ärzte nach Alter und Geschlecht (absolute Häufigkeiten)

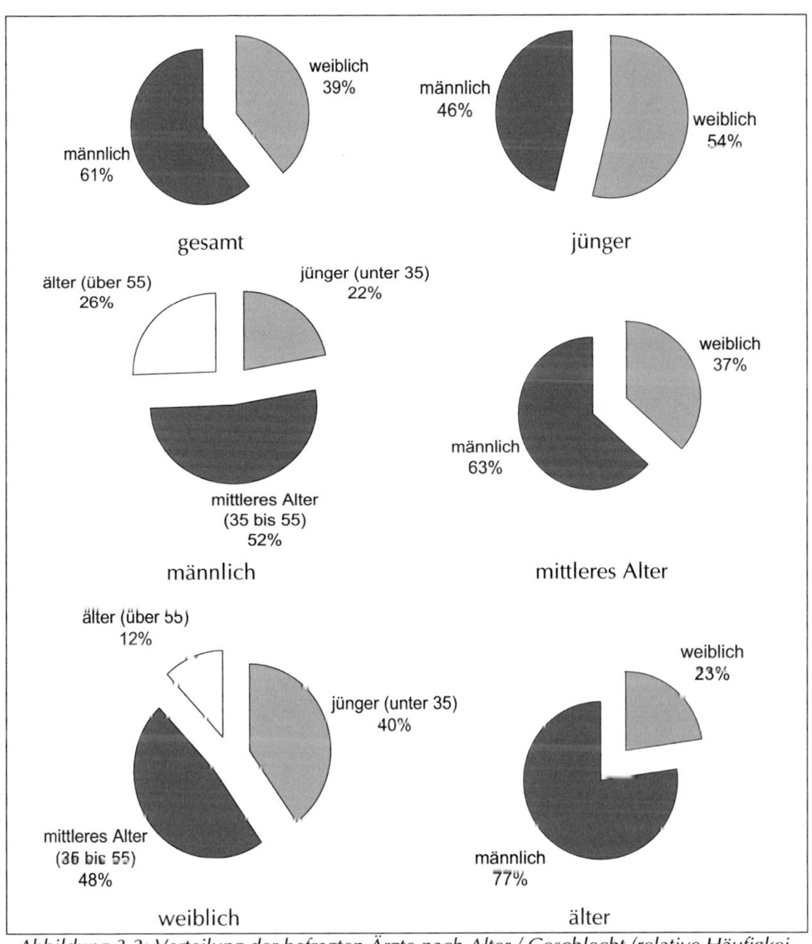

Abbildung 3.2: Verteilung der befragten Ärzte nach Alter / Geschlecht (relative Häufigkeiten)

Nur grob kann das Durchschnittsalter der Befragten abgeschätzt werden, das etwa zwischen 40 und 50 Jahren liegt. Exakt hingegen konnte die Verteilung von weiblichen zu männlichen Ärzten bestimmt werden, der Anteil der weiblichen Befragten betrug 39%. Dabei war zumindest sehr auffällig, dass mit dem steigenden Alter der Anteil der weiblichen Befragten abnahm (jüngere Ärzte zu über 50% weiblich). Auch dies entspricht den bestehenden Statistiken.

Durch das Zufallsprinzip bestimmt war auch die Wahl der Standorte der befragten Ärzte in den einzelnen Bundesländern. Die Verteilung der befragten Ärzte über die Bundesländer und Regionen bildet allerdings nicht die Verteilung aller Ärzte über die Länder wie auch die Bevölkerungsverteilung proportional ab. Dies erscheint uns jedoch für die späteren Analysen unschädlich. Interessant für die späteren Analysen ist vielmehr die mögliche Zuordnung der Ärzte nach nördlichen vs. südlichen, östlichen vs. westlichen Bundesländern, Stadt und Land.

Verortung der Ärzte nach Bundesländern	**abs. Häufigkeit**	**rel. Häufigkeit**
Nordrhein-Westfalen	77	19,8%
Berlin	57	14,7%
Bayern	34	8,7%
Hessen	29	7,5%
Niedersachsen	28	7,2%
Baden - Württemberg	25	6,4%
Brandenburg	23	5,9%
Hamburg	22	5,7%
Sachsen Anhalt	19	4,9%
Thüringen	16	4,1%
Sachsen	14	3,6%
Schleswig - Holstein	12	3,1%
Mecklenburg-Vorpommern	9	2,3%
Rheinland-Pfalz	9	2,3%
Saarland	9	2,3%
Bremen	6	1,5%
k. A.	0	0%
Summe	389	100%

Tabelle 3.4: Verteilung der befragten Ärzte nach Verortung in den deutschen Bundesländern (absolute und relative Häufigkeiten)

Es wurden nur niedergelassene Ärzte befragt. Für die weiteren Analysen ist die Form der Niederlassung von Interesse, um zu bewerten, welchen Einfluss diese auf das Meinungsbild haben mag. Sonderfälle stellen Formen der temporären Kooperation oder Netzwerke mit Ärzten an verschiedenen Standorten dar.

Verortung der Ärzte	
Summen nach Regionen	**abs. Häufigkeit**
Neue Bundesländer NBL	81
Alte Bundesländer ABL	308
Nordkette (SH,BR, HH, MV)	49
Südkette (BAY, BW)	59
Städte (BR, B, HH)	85
ländliche Bundesländer (BRB, TH, SA, MV, SH, NDS, HE)	136

Tabelle 3.5: Verteilung der befragten Ärzte nach Verortung in Regionen Deutschlands (absolute Häufigkeiten)

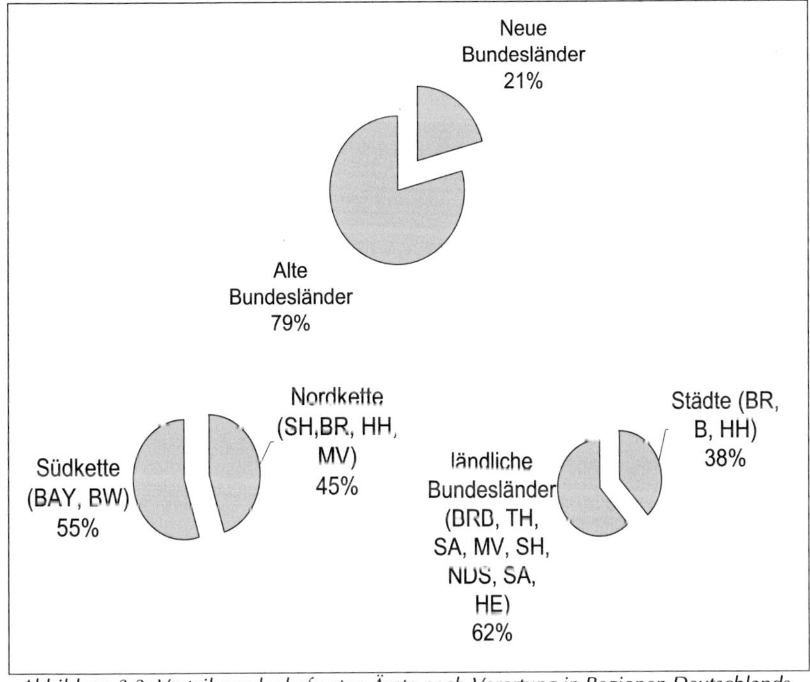

Abbildung 3.3: Verteilung der befragten Ärzte nach Verortung in Regionen Deutschlands (relative Häufigkeiten)

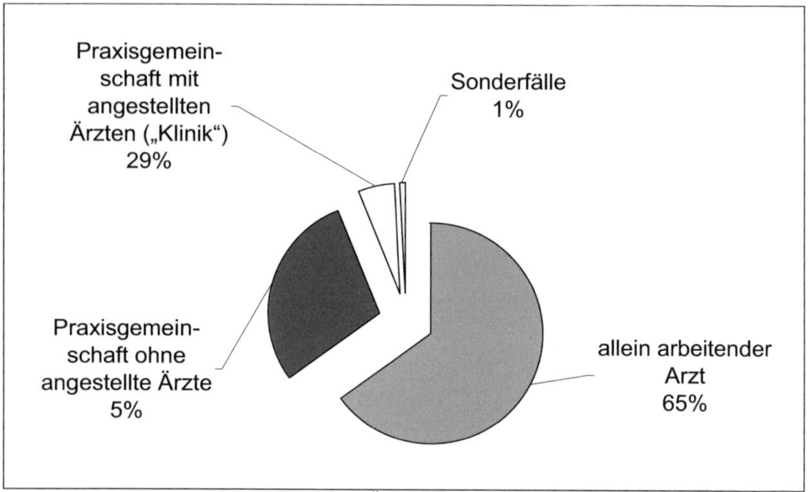

Abbildung 3.4: Verteilung der befragten Ärzte nach der Art ihrer Niederlassung (relative Häufigkeiten)

Form der Niederlassung	abs. Häufigkeit	rel. Häufigkeit
allein arbeitender Arzt	253	65,0%
Praxisgemeinschaft ohne angestellte Ärzte	112	28,8%
Praxisgemeinschaft mit angestellten Ärzten („Klinik")	21	5,4%
Sonderfälle	3	0,8%
Summe	389	100%

Tabelle 3.6: Verteilung der befragten Ärzte nach der Art ihrer Niederlassung (absolute und relative Häufigkeiten)

Bi- und multivariate Vergleiche (z. B. Alter vs. Fachrichtung vs. Geschlecht vs. Fachrichtung vs. Bundesland vs. Niederlassungsform) erbrachten – jenseits wahrscheinlich zufälliger – keine auffälligen Ergebnisse hervor. Lediglich wenige auffällige Differenzen bei der Verbindung der Altersverteilung und des Geschlechts mit der Art der Niederlassung können aus dem Datenmaterial ersehen werden:

- In den Gruppen der allein arbeitenden Ärzte (67%) und der Praxisgemeinschaften mit angestellten Ärzten (67%) sind männliche Ärzte über proportional (61%, s. o.) vertreten.
- In Praxisgemeinschaften ohne angestellte Ärzte sind Frauen deutlich überproportional (51%) mehr vertreten (bei Proporz = 39%, s. o.).

- Im Sample liegt der Frauenanteil in den neuen Bundesländern etwas höher als in den alten Bundesländern (40% zu 60%).
- Trotz der groben Altersabschätzung kann erkannt werden, dass Ärzte (sowohl weiblich / männlich) in Praxisgemeinschaften mit angestellten Ärzten tendenziell älter sind, als die ohne angestellte Ärzte.

Form der Niederlassung nach Geschlecht	**weiblich**	**männlich**
allein arbeitender Arzt	84 (90)	169(155)
Praxisgemeinschaft ohne angestellte Ärzte	57 (44)	55 (68)
Praxisgemeinschaft mit angestellten Ärzten („Klinik")	7 (8)	14 (13)
Sonderfälle	3 (1)	0 (2)
Summe	151	238

Tabelle 3.7: Verteilung der befragten Ärzte nach der Art ihrer Niederlassung, dabei differenziert nach Geschlecht (absolute Häufigkeiten, in Klammern: Häufigkeiten bei Proportionalität)

Form der Niederlassung nach Alter					
weibliche Ärzte	**allein**	**Gemeins. mit Ang.**	**Gemeins. ohne Ang.**	**Sonder-formen**	**Summe**
jünger (unter 35)	33 (34)	1 (3)	26 (23)	1 (1)	61
mittleres Alter (35 bis 55)	41 (40)	3 (3)	26 (27)	2 (2)	72
älter (über 55)	10 (10)	3 (1)	5 (7)	0 (0)	18
Summe	84	7	57	3	151

Tabelle 3.8: Verteilung der befragten weiblichen Ärzte nach der Art ihrer Niederlassung, dabei differenziert nach Alter (absolute Häufigkeiten, in Klammern: Häufigkeiten bei Proportionalität)

Form der Niederlassung nach Alter					
männliche Ärzte	**allein**	**Gemeins. mit Ang.**	**Gemeins. ohne Ang.**	**Sonder-formen**	**Summe**
jünger (unter 35)	34 (37)	1 (3)	17 (12)	0 (0)	52
mittleres Alter (35 bis 55)	90 (89)	8 (7)	27 (29)	0 (0)	125
älter (über 55)	45 (43)	5 (4)	11 (14)	0 (0)	61
Summe	169	14	55	0	238

Tabelle 3.9: Verteilung der befragten männlichen Ärzte nach der Art ihrer Niederlassung, dabei differenziert nach Alter (absolute Häufigkeiten, in Klammern: Häufigkeiten bei Proportionalität)

3.2.3 Das Meinungsbild

Hier soll zunächst das Meinungsbild der befragten Ärzte zu Praxismanagement und Management-Fortbildungen wiedergegeben werden. Es bemisst sich am Anteil der Zustimmungen / Ablehnungen zu den Aussagen durch alle Befragten. Im Folgenden sind alle Aussagen / Items in einer Tabelle als relative Häufigkeiten auf der Basis der 389 befragten Ärzte aufgeführt. Die Aussagen sind dazu in Gruppen gleicher Diktion zusammengefasst.

Die Differenz der Summe der relativen Häufigkeiten von Zustimmung und Ablehnung zu 100% stellt den Anteil der Nichtantworten dar, was auch bedeutet, dass der Befragte keine Entscheidung treffen wollte (z. B. weil man darüber noch nicht ernsthaft nachgedacht hat, weil man dies gar nicht beurteilen kann, weil man dazu keine Meinung entwickelt hat etc.). Letzteres ist auch ein Indikator für die Unsicherheit der Ärzte zu dieser Aussage.

Zur besseren Erkennung der Antworttendenz sind hohe Werte, die jeweils die andere Bewertung (Zustimmung/Ablehnung) erheblich dominieren, grau hinterlegt sowie die Antworten nach dem Grad der Zustimmung ggü. der Ablehnung geordnet. Ebenso sind diejenigen Werte grau hinterlegt, die über 20% keine Antworten und damit erhöhte Unsicherheit repräsentieren.

Aus den Ergebnissen wird offensichtlich:

- Interesse und Nutzung von Management-Fortbildungen liegt bei Ärzten nach wie vor weit hinter der fachbezogenen Fortbildung zurück.
- Die Ärzte erkennen an, dass eine Praxis gutes Management und auch Marketing benötigt und dass die Kollegen vermehrt auf die kommerzielle Seite der Arbeit schauen. Marketing muss für viele Ärzte nicht mehr zwangsläufig Reputationsschaden mit sich bringen.
- Gleichzeitig wird von großen Teilen der Ärzteschaft anerkannt, dass man mehr für das Praxismanagement tun könnte, gute ärztliche Leistungen reichen allein nicht mehr aus. Allerdings herrscht auch eine sichtbare Unsicherheit zu dieser Meinung, wie sich auch ein indifferentes Bild bei der Frage zeigt, ob man mehr kaufmännische Kenntnisse benötigt.
- Eindeutig indes ist das Bild über die genutzte Management-Fortbildung, ggf. auch in gemeinsamen Erfahrungsaustauschgruppen mit anderen Ärzten. Diese wurden kaum genutzt.
- Eindeutig ist ebenso die Meinung, dass die angebotene Fortbildung zu kostspielig sei.

Bewertung **Aussagen...**	**Zustim-mung**	**Ab-lehnung**	**k. A.**
Einschätzung zur Bedeutung kaufmännischen Handelns in Arztpraxen			
Professionelles Praxismanagement ist wichtig.	86%	12%	2%
Kollegen schauen vermehrt auf die Honorareinnahmen.	59%	23%	18%
Mehr Marketing würde meinem Ruf schaden.	49%	38%	13%
Ein guter Arzt braucht kein Marketing.	11%	66%	23%
Aussagen zum eigenen kaufmännischen Handeln			
Ich müsste mehr für mein Praxismanagement tun.	46%	27%	27%
Meine kaufmännischen Kenntnisse könnten besser sein.	39%	41%	20%
Ich muss immer mehr für neue und bestehende Patienten tun.	33%	41%	26%
Für den Erfolg meiner Praxis reicht gute Leistung alleine nicht mehr aus.	33%	48%	19%
Aussagen zur bisherigen Nutzung von Management-Fortbildung			
Ich bin an Zirkeln mit anderen Ärzten beteiligt.	23%	76%	1%
Ich mache jetzt mehr „Marketing"	19%	79%	2%
Ich habe schon eine Management-Fortbildung besucht.	34%	65%	1%
... zum Thema Praxismanagement.	23%	75%	2%
... zum Thema Qualitätssicherung.	15%	81%	4%
... zu anderen Management-Spezialthemen.	4%	93%	3%
Aussagen zur Einschätzung der angebotenen Management-Fortbildungen			
Die Angebote sind zu teuer.	69%	21%	10%
Es gibt nur isolierte Angebote, die nicht rundum helfen.	43%	21%	36%
Das Angebot ist zu allgemein oder zu speziell.	41%	30%	29%
Es gibt für jegliche Fragen doch Berater.	37%	49%	14%
Ich hörte von anderen, dass diese nichts nützen.	28%	39%	33%
Die Qualität / Kundenorientierung ist schlecht.	34%	45%	21%
Ich erkenne den Nutzen nicht.	29%	41%	30%
Mir hat / haben solche Seminare nichts gebracht.	15%	34%	51%
Ich helfe mir selbst und lese mir das Notwendige an.	31%	65%	4%
Aussagen zur weiteren Nutzung von Management-Fortbildungen			
Dafür habe ich keine Zeit.	59%	40%	1%
Ich habe für alle Fragen gute Berater.	45%	21%	34%
Ich will eine Management-Fortbildung besuchen.	18%	34%	48%
Ich brauche keine Management-Fortbildung.	24%	53%	23%
Ich sende meine Mitarbeiter dahin.	8%	75%	17%

Tabelle 3.10: Zustimmung und Ablehnung der befragten Ärzte zu den Aussagen (relative Häufigkeiten, n = 389, k. A. = keine Angaben)

- Hingegen herrscht in der Bewertung der angebotenen Management-Fortbildungen eine sichtbare Unsicherheit, wohl bedingt auch aufgrund der geringen eigenen Erfahrung mit diesen (s. o.).
- In diesem Lichte sind auch die weiteren Wertungen zu sehen (geringer Nutzen, Kundenorientierung, Berater als Alternative, Hörensagen, zu allgemein vs. zu speziell).
- Ebenso wird so auch das deutliche Ergebnis, man versuche sich selber zu helfen, plausibel und fügt sich logisch in die weiteren Ergebnisse zur zukünftigen Nutzung von Management-Fortbildungen ein.
- Eindeutig die Ablehnung der Fortbildung mit der Begründung man habe keine Zeit, und – mit mehr Unsicherheit verbunden – man habe Berater.
- Gleichwohl sind fast die Hälfte der Befragten unsicher, ob sie eine Management-Fortbildung besuchen werden. Dies zeigt sich auch wieder in den indifferenten weiteren Aussagen: So lehnen auch nur etwa ein Viertel grundsätzlich den Besuch von Management-Fortbildungen ab, wiederum aber auch nur sehr wenige (18%) planen explizit einen Besuch.
- Mitarbeiter wollen die Ärzte nicht zu Management-Fortbildungen senden.

3.2.4 Was ist den Ärzten wichtig?

Die Ärzte wurden in einem dritten Frageblock gefragt, welche Themen sie für eine Fortbildung im Management bevorzugen. Hierzu wurden sowohl einige Themen vorgegeben, es konnte aber auch jeweils ein eigener Vorschlag eingereicht werden. Letztere wurden gesammelt und vom Interviewer in Gruppen zusammengefasst.

In der folgenden Tabelle sowie der später folgenden Grafik sind die absoluten Häufigkeiten nach dem Rating „kein – mittelmäßiger – großer" Bedarf aufgeführt und nach dem Mittelwert zum Rating (kein = 1, mittelmäßiger = 2, großer = 3) über alle Antworten geordnet. An der Angabe zur Gesamthäufigkeit der Nennungen (N) ist eine zunehmende Antwortmüdigkeit zu erkennen, die auch einen Zusammenhang mit der Bedeutung, die die Befragten dem Thema geben, indiziert: Mit dem Mittelwert nimmt auch die Häufigkeit N ab.

Davon ausgenommen sind diejenigen Themen, die von den Befragten aktiv vorgeschlagen wurden. Hier konnten beachtenswerte Nennungen in zwei

Gruppen von Antworten zusammengefasst werden (Rechtsfragen, Informationstechnologien), weitere Nennungen waren weiterhin unerheblich. Hier sind die Mittelwerte ohnehin wenig aussagekräftig, da die Themen ja aktiv von den Befragten genannt wurden und somit per se ein größerer Bedarf als „keinen" besitzen sollten. Gleichwohl wurden auch Vorschläge gemacht, die mit der Einschätzung „mit mittelmäßigem Bedarf" verbunden wurden.

Bedarf **Items / Themen**	**kein**	**mittel-mäßiger**	**großer**	**N**	**MW**
Kommunikation / Werbung	23	123	241	387	**2,6**
Marketing generell	34	101	246	381	**2,6**
Personalbeschaffung und -entwicklung	49	99	235	383	**2,5**
Leistungsplanung	69	89	224	382	**2,4**
Preisgestaltung	69	89	224	382	**2,4**
Standortwahl	79	178	123	380	**2,1**
Kostenrechnung	81	203	98	382	**2,0**
Führung, Personalmanagement	144	117	121	382	**1,9**
Kontrolle / Controlling	117	224	38	379	**1,8**
Marktforschung	169	131	78	378	**1,8**
Steuern / Umsatzsteuer	201	89	87	377	**1,7**
Rechnungswesen	177	112	66	355	**1,7**
Finanzierung	225	79	63	367	**1,6**
Strategische Planung	190	77	69	336	**1,6**
IT Management	0	0	89	89	**3,0**
Kaufmännische Rechtsfragen	0	121	59	180	**2,3**

Tabelle 3.11: Rating der befragten Ärzte auf der Skala „kein – mittelmäßiger – großer Bedarf" für die genannten Fortbildungsthemen sowie Mittelwerte (MW) der Antworten zum Rating (Rating-Werte übertragen auf Skala 1 bis 3) (absolute Häufigkeiten, N = jeweilige Gesamtzahl der Nennungen zum Item)

Jenseits dieser Vorbemerkung kann festgehalten werden: Es ist ein großer Bedarf für Marketing (generell) sowie in der Spezialisierung von Kommunikation / Werbung, Preis- und Leistungsgestaltung (Produkte, Dienstleistungen) und letztendlich auch der Standortwahl erkennbar (Werte über 2 = zwischen mittelmäßiger und großer). Damit bestätigen die Ergebnisse die zuvor in Kapitel 2 aufgestellten Thesen.

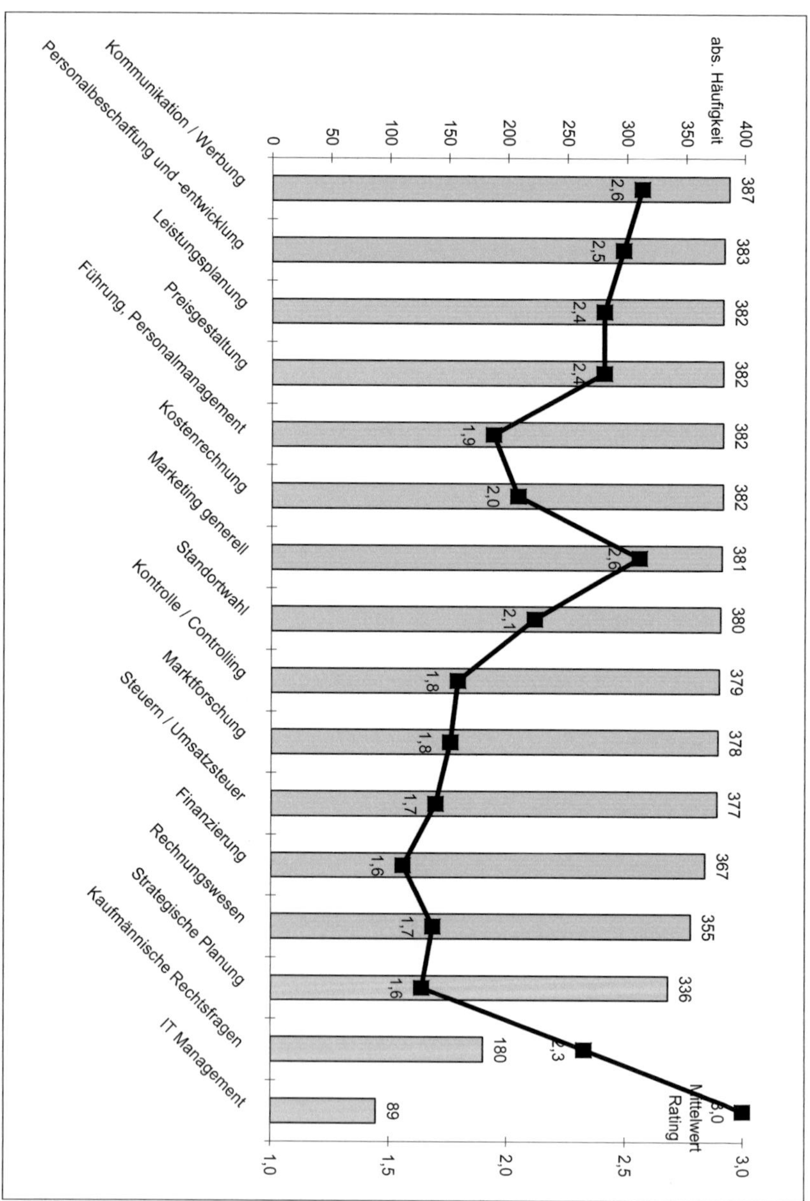

Abbildung 3.5: Grafische Darstellung zu Tabelle 3.11

Es folgen ebenso mit hohen Durchschnittswerten Personal- und auch Führungsfragen. Steuern, Betriebliches Rechnungswesen und strategische Planung fallen dagegen zurück (Werte unter 2 = kein bis mittelmäßiger). Wird das Management von Informationstechnologien genannt, so wird diesem Thema durchweg großer Bedeutung zugemessen. Nicht so beim Thema Rechtsfragen, zum dem eine Mehrheit derjenigen Befragten, die dieses Thema indizierten, diesem Thema nur eine geringe Bedeutung beimaßen – trotz der Benennung.

Über die Wertung zum Bedarf ausgewählter Themen für die Management-Fortbildungen hinaus konnten die Befragten auf einem Rating „unwichtig – begrenzt wichtig – sehr wichtig" Ihre Wertung zu den ihren Anforderungen an die Management-Fortbildungen äußern. Auch hier waren bis zu zwei weitere Vorschläge der Befragten zugelassen. Die Ergebnisse sind in der folgenden Tabelle sowie in der späteren Grafik gezeigt.

Bedeutung **Items / Anforderungen**	**un-wichtig**	**begrenzt wichtig**	**sehr wichtig**	**N**	**MW**
(geringe) Kosten der Fortbildung	11	122	223	356	**2,6**
möglichst geringe zeitliche Belastung	39	107	201	347	**2,5**
Erfahrungsaustausch mit Dozent / Teilnehmern	55	73	215	343	**2,5**
Praxisbezug / Umsetzung	37	81	221	339	**2,5**
zeitlich gut gelegene Termine (z. B. am WE)	44	116	178	338	**2,4**
Anerkennung als Fortbildung (Punkte)	59	172	78	309	**2,1**
Nähe der Veranstaltungen zum Wohnort	94	169	55	318	**1,9**
Mitgestaltung der Inhalte	78	161	61	300	**1,9**
Vergabe eines Abschlusses	89	96	66	251	**1,9**
Kontinuierliche Begleitung	0	9	86	95	**2,9**
Gute Unterlagen zum Mitnehmen	0	2	78	80	**3,0**
Keine Werbung oder sonstige VKF	0	0	49	49	**3,0**
Bekannte Referenten	0	13	34	47	**2,7**
Keine Übernachtungen	0	0	27	27	**3,0**

Tabelle 3.12: Rating der befragten Ärzte auf der Skala „unwichtig – begrenzt wichtig – sehr wichtig" für die genannten Anforderungen an Fortbildung sowie Mittelwerte der Antworten zum Rating (Rating-Werte übertragen auf Skala 1 bis 3, absolute Häufigkeiten, N = jeweilige Gesamtzahl der Nennungen zum Item)

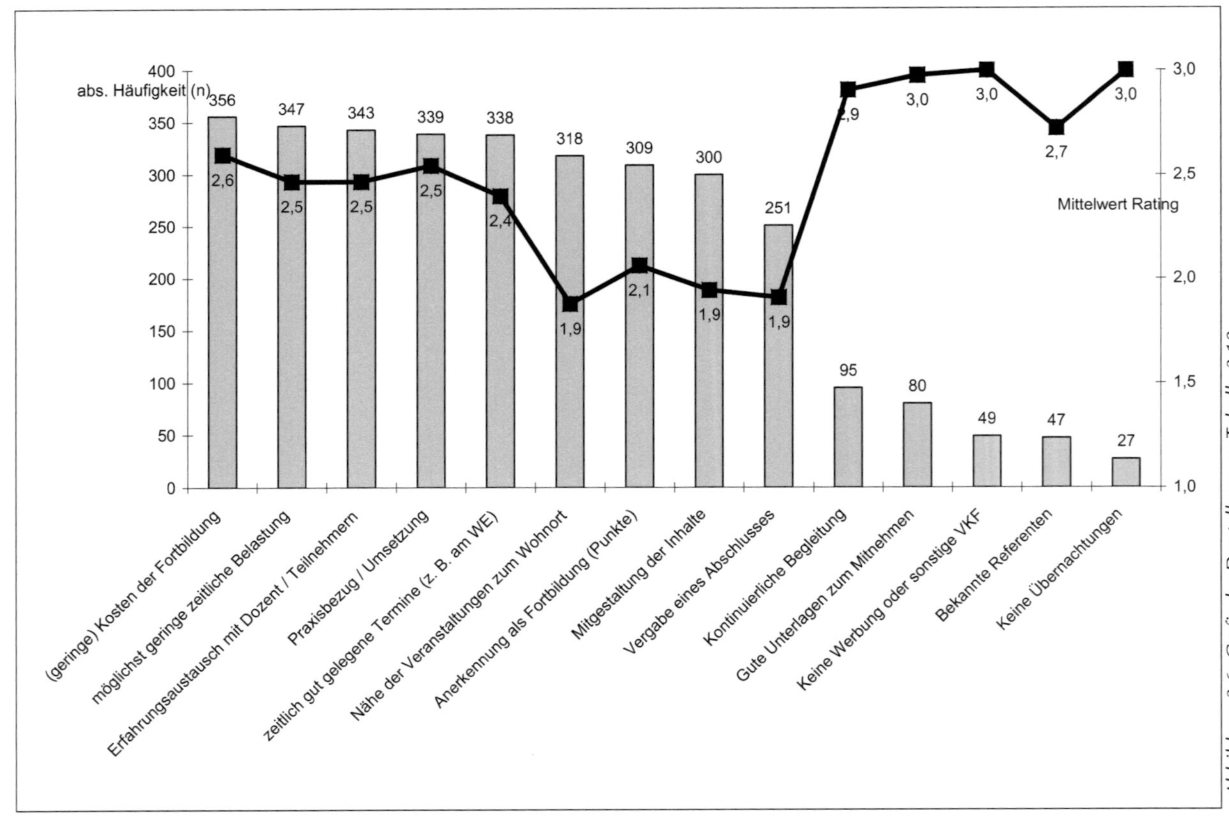

Abbildung 3.6: Grafische Darstellung zu Tabelle 3.12

Jenseits der Erkenntnis, dass sich ein deutliches Nachlassen der Antwortbereitschaft bei den Befragten bemerkbar macht, ist auch hier eine Korrelation zwischen der Gesamthäufigkeit der Antworten zu den Items und dem Rating (Mittelwert aus unwichtig = 1, begrenzt wichtig = 2, sehr wichtig = 3) erkennbar. Wiederum sind auch hier die Mittelwerte zu den vier Gruppen der aktiv von den Befragten vorgeschlagenen weiteren Anforderungen nicht mit den Ratings zu den vorgegebenen Items vergleichbar. Denn auch hier korrespondiert die aktive Nennung mit einer erhöhten Zumessung von Wichtigkeit. Daraus folgend liegen die Mittelwerte auch nahe 3 (= sehr wichtig).

Erwartungsgemäß werden diejenigen Kriterien als wichtig angesehen, die eine Belastung (Kosten, Zeit, Weg) für die Ärzte bedeuten. Ebenso hohe Durchschnittswerte über 2 (= zwischen begrenzt und sehr wichtig) werden dem Praxis- und Erfahrungsbezug zugemessen.

3.2.5 Ausgewählte Zusammenhänge

Mit den Items der Meinungsaussagen wurden vollständig bivariate Vergleiche mit den Sampleeigenschaften durchgeführt. Es wurde darauf verzichtet, mehrere Eingangsvariablen zum Sample zu kombinieren, da sich sehr kleine Fallzahlen ergaben, was für deren Analyse dann zu hohe Zufallseinflüsse bedeutet hätte. Gleichwohl ergaben die Analysen des Einflusses einzelner Eigenschaften der Befragten (Alter, Geschlecht, Niederlassungsform, Standort) auf das Antwortverhalten einige signifikante Differenzen. Diese sollen hier herausgestellt werden. Dazu sind die jeweils herausgezogenen Ergebnisse in den späteren Tabellen gezeigt und hier vorab kommentiert. Dabei sind in den Tabellen auffällige Unterschiede grau hervorgehoben. Mögliche Abweichungen der Summen ggü. 100% ergeben sich aus der Rundung der %-Werte.

Folgende Differenzen erscheinen signifikant und erwähnenswert:

- Differenzen je nach Geschlecht: Tabelle 3.13 zeigt Unterschiede im Meinungsbild zwischen den weiblichen und männlichen Befragten auf. Es wird deutlich, dass weibliche Ärzte weniger Erfahrungen mit Managementseminaren haben, daher auch ihre Wertung weniger kritisch und z. T. auch unsicherer ausfällt. Die weiblichen Befragten scheinen zudem etwas kritischer mit ihrem Management-Wissen und offener für kaufmännisches Engagement, dabei aber auch vorsichtiger (siehe Antworten zur Frage Marketing und Ruf). Sie wollen auch in Zukunft mehr als ihre männlichen Kollegen Management-Fortbildungen nutzen. Gleichwohl sind sie nicht generell unsicherer in ihren Antworten. Vielmehr scheinen sie sich mehr mit Kollegen / -innen auszutauschen, was die Antworten zu den Fragen Zirkel und „Ich hörte von ...“ nahe legen.

- Differenzen je nach Standort: Tabelle 3.14 zeigt einen „Ost-West-Vergleich“, in dem die Antworten der befragten aus den neuen (NBL) und alten (ABL) Bundesländern gegenüber gestellt wurden. da die Zahl der Befragten aus den neuen Bundesländern mit 81 nicht besonders groß ist, sind Abweichungen von den Antworten der Ärzte aus den alten Bundesländern in hohem Maße von zufälligen Fehlern behaftet. Gleichwohl fallen einige wenige Unterschiede doch sehr deutlich heraus: So zeigen die Ärzte in den neuen Bundesländern weniger Befürchtungen, durch Marketing ihren Ruf zu verschlechtern, haben tendenziell mehr Managementseminare besucht und sind auch für die Zukunft hierfür eher zu gewinnen. Sie scheinen zudem schlechtere Erfahrungen mit Beratern gemacht zu haben.

  Die Unterschiede zwischen Antworten derjenigen aus dem Norden Deutschlands und dem Süden sind gering und ohnehin aufgrund der geringen Fallzahlen (49 vs. 59) von Zufallsverzerrungen bestimmt. Desgleichen gilt für den Vergleich stadtbetonter Standorte gegenüber den ländlich geprägten Bundesländern. Daher wird hier auf eine ausführliche Tabelle verzichtet.

- Differenzen je nach Form der Niederlassung: In der Tabelle 3.15 wurden die Antworten der Ärzte danach differenziert, in welchem Praxisumfeld (Niederlassungsform) diese arbeiten. Da die Zahl der Fälle zu den Praxisgemeinschaften mit angestellten Ärzten sehr gering ist, wurde diese Gruppe mit der der Ärzte aus Praxisgemeinschaften ohne angestellte Ärzte zusammengefasst und den allein arbeitenden und den Sonderfällen gegenüber gestellt. Es zeigen sich nur geringe, mitunter auch zufällige Abweichungen außer: Die Ärzte aus Praxisgemeinschaften besitzen weniger Unsicherheit bei ihren Antworten. Zudem haben sie tendenziell mehr Management-Fortbildungen besucht, hören weniger auf andere Ärzte bei der Bewertung der Veranstaltungen, können aber aus letzteren mehr herausziehen und sehen sie auch nicht in dem Maße als zu teuer an, wie die allein arbeitenden Ärzte. Letztere scheinen mehr Bedarf für Praxismanagement und kaufmännische Bildung für sch zu erkennen. Diese Ergebnisse bestätigen auch die entsprechenden Thesen, die in Kapitel 2 aus bisherigen Abhandlungen heraus aufgestellt wurden.

- Differenzen je nach Alter: Die Ermittlung des Alters der Befragten konnte nur ungenau und grob erfolgen, da diese durch den Interviewer geschätzt werden musste, wenn der Befragte für eine derartige Frage nicht zugänglich erschien. Gleichwohl wurde oben eine Unterscheidung in grobe Gruppen vorgenommen (jüngere (< 35 Jahre), ältere (>55 Jahre), mittleres Alter (dazwischen)). Um Differenzen im Antwortverhalten zu erkennen, wurden hier die zwei extremen Gruppen, die jüngeren und die älteren in Tabelle 3.16 gegenübergestellt. Auch wenn aufgrund der geringen Fallzahlen (jüngere: 113 zu ältere: 79) erhebliche zufallsbedingte Verzerrungen nicht ausgeschlossen werden können, so sind doch einige Differenzen so groß, dass Sie als signifikant angesehen werden können: Jüngere Ärzte sehen ein professionelles Praxismanagement für wichtiger an, als ältere, meinen, mehr tun zu müssen und sind erheblich mehr in Zirkeln mit anderen Ärzten verbunden. Sie sehen Zugang und Hilfe von Beratern kritischer, als die älteren, eignen sich notwendiges Management-Wissen eher selbst an und wollen erheblich mehr Management-Fortbildungen in Zukunft besuchen. Sie sind zudem offener, auch Mitarbeiter zu derartigen Fortbildungen zu senden. In manchen Fragen scheinen jüngere zudem erheblich unsicherer zu sein, als ältere Ärzte, so bei der Bewertung des Nutzens von Seminaren, ob sie heute mehr für Patienten tun müssen, und ob Marketing dem Ruf schaden kann. Auf der anderen Seite sind sie eindeutiger in der Meinung ob (und zwar dass) für das Praxismanagement mehr zu tun ist und die Fortbildungsangebote zu teuer seien. Diese Ergebnisse bestätigen auch die entsprechenden Thesen, die in Kapitel 2 aus bisherigen Abhandlungen heraus aufgestellt wurden.

Andere Variablen, wie z. B. die Ausrichtung der Ärzte (Human-, Zahn-, Tiermedizin) sowie die Fachrichtung der Humanärzte konnten hier keine signifikanten, nicht zufälligen Einfluss auf das Antwortverhalten der Ärzte zeigen. Dies wird allerdings dadurch nachvollziehbar, dass in diesem Sample keine stationär tätigen Ärzte befragt wurden. Unterschiede waren nach der Analyse in Kapitel 2 primär zwischen niedergelassenen und unselbständig in Kliniken tätigen („stationäre") Ärzten zu erwarten. Das allerdings zwischen den Tierärzten und den anderen beiden Gruppen keine signifikanten Unterschiede zu erkennen sind, ist wahrscheinlich den geringen Fallzahlen bei den Tierärzten und den damit verbundenen Zufallsverzerrungen geschuldet.

Zustimmung / Ablehnung zu den Aussagen... ...differenziert nach Geschlecht	Zustimmung weiblich	Zustimmung männlich	Ablehnung weiblich	Ablehnung männlich	k. A. weibl.	k. A. männl.
Professionelles Praxismanagement ist wichtig.	91%	83%	7%	15%	2%	2%
Kollegen schauen vermehrt auf die Honorareinnahmen.	62%	57%	21%	24%	17%	19%
Mehr Marketing würde meinem Ruf schaden.	54%	46%	30%	43%	16%	11%
Ein guter Arzt braucht kein Marketing.	10%	12%	68%	65%	22%	24%
Ich müsste mehr für mein Praxismanagement tun.	52%	42%	24%	29%	24%	29%
Meine kaufmännischen Kenntnisse könnten besser sein.	48%	33%	26%	51%	26%	16%
Ich muss immer mehr für neue und bestehende Patienten tun.	36%	31%	35%	45%	29%	24%
Für den Erfolg meiner Praxis reicht gute Leistung alleine nicht mehr aus.	30%	35%	58%	42%	12%	23%
Ich bin an Zirkeln mit anderen Ärzten beteiligt.	29%	19%	71%	79%	0%	2%
Ich mache jetzt mehr „Marketing“	17%	20%	82%	77%	1%	3%
Ich habe schon eine Management-Fortbildung besucht.	29%	37%	71%	61%	0%	2%
... zum Thema Praxismanagement.	19%	26%	81%	71%	0%	3%
... zum Thema Qualitätssicherung.	14%	16%	86%	78%	0%	7%
... zu anderen Management-Spezialthemen.	1%	6%	98%	90%	1%	4%
Die Angebote sind zu teuer.	62%	73%	23%	20%	15%	7%
Es gibt nur isolierte Angebote, die nicht rundum helfen.	49%	39%	14%	25%	37%	35%
Das Angebot ist zu allgemein oder zu speziell.	45%	38%	21%	36%	34%	26%
Es gibt für jegliche Fragen doch Berater.	35%	38%	42%	53%	23%	8%
Ich hörte von anderen, dass diese nichts nützen.	39%	21%	37%	40%	24%	39%
Die Qualität / Kundenorientierung ist schlecht.	30%	37%	33%	53%	37%	11%
Ich erkenne den Nutzen nicht.	19%	35%	47%	37%	34%	27%
Mir hat / haben solche Seminare nichts gebracht.	6%	21%	19%	44%	75%	36%
Ich helfe mir selbst und lese mir das Notwendige an.	21%	37%	70%	62%	9%	1%
Dafür habe ich keine Zeit.	59%	59%	40%	40%	1%	1%
Ich habe für alle Fragen gute Berater.	33%	53%	28%	17%	39%	31%
Ich will eine Management-Fortbildung besuchen.	29%	11%	30%	37%	41%	52%
Ich brauche keine Management-Fortbildung.	14%	30%	65%	45%	21%	24%
Ich sende meine Mitarbeiter dahin.	4%	11%	82%	71%	14%	19%

Tabelle 3.13: Zustimmung / Ablehnung der Ärzte differenziert nach Geschlecht (rel. Häufigkeiten, n = siehe Tabelle 3.3)

Zustimmung / Ablehnung zu den Aussagen… … differenziert nach Standort NBL / ABL	Zustimmung NBL	Zustimmung ABL	Ablehnung NBL	Ablehnung ABL	k. A. NBL	k. A. ABL
Professionelles Praxismanagement ist wichtig.	89%	85%	6%	14%	5%	1%
Kollegen schauen vermehrt auf die Honorareinnahmen.	66%	57%	18%	24%	16%	19%
Mehr Marketing würde meinem Ruf schaden.	31%	54%	55%	34%	14%	13%
Ein guter Arzt braucht kein Marketing	9%	12%	70%	65%	21%	24%
Ich müsste mehr für mein Praxismanagement tun.	49%	45%	23%	28%	28%	27%
Meine kaufmännischen Kenntnisse könnten besser sein.	42%	38%	38%	42%	20%	20%
Ich muss immer mehr für neue und bestehende Patienten tun.	44%	30%	28%	44%	28%	25%
Für den Erfolg meiner Praxis reicht gute Leistung alleine nicht mehr aus.	35%	32%	50%	47%	15%	20%
Ich bin an Zirkeln mit anderen Ärzten beteiligt.	30%	21%	69%	78%	1%	1%
Ich mache jetzt mehr „Marketing“	18%	19%	80%	79%	2%	2%
Ich habe schon eine Management-Fortbildung besucht.	35%	34%	65%	65%	0%	1%
… zum Thema Praxismanagement.	25%	22%	74%	75%	1%	2%
… zum Thema Qualitätssicherung.	15%	15%	32%	81%	3%	4%
… zu anderen Management-Spezialthemen.	5%	4%	93%	93%	2%	3%
Die Angebote sind zu teuer.	71%	68%	23%	20%	6%	11%
Es gibt nur isolierte Angebote, die nicht rundum helfen.	44%	43%	19%	22%	37%	36%
Das Angebot ist zu allgemein oder zu speziell.	43%	40%	27%	31%	30%	29%
Es gibt für jegliche Fragen doch Berater.	28%	39%	54%	48%	18%	13%
Ich hörte von anderen, dass diese nichts nützen.	29%	28%	38%	39%	33%	33%
Die Qualität / Kundenorientierung ist schlecht.	34%	34%	42%	46%	24%	20%
Ich erkenne den Nutzen nicht.	28%	29%	41%	41%	31%	30%
Mir hat / haben solche Seminare nichts gebracht.	14%	15%	41%	32%	45%	53%
Ich helfe mir selbst und lese mir das Notwendige an.	36%	30%	59%	67%	5%	4%
Dafür habe ich keine Zeit.	59%	59%	39%	40%	2%	1%
Ich habe für alle Fragen gute Berater.	39%	47%	31%	18%	30%	35%
Ich will eine Management-Fortbildung besuchen.	24%	16%	29%	35%	47%	48%
Ich brauche keine Management-Fortbildung.	20%	25%	50%	54%	30%	21%
Ich sende meine Mitarbeiter dahin	8%	8%	86%	72%	6%	20%

Tabelle 3.14: Zustimmung / Ablehnung der Ärzte differenziert nach regionaler Verortung (rel. Häufigkeiten, n = siehe Tabelle 3.5, ABL / NBL = alte / neue Bundesländer)

Zustimmung / Ablehnung zu den Aussagen… …differenziert nach Niederlassungsform	**Zustimmung allein**	**Zustimmung gemein**	**Ablehnung allein**	**Ablehnung gemein**	**k. A. allein**	**k. A. gemein**
Professionelles Praxismanagement ist wichtig.	87%	84%	12%	12%	1%	4%
Kollegen schauen vermehrt auf die Honorareinnahmen.	58%	61%	23%	23%	19%	16%
Mehr Marketing würde meinem Ruf schaden.	47%	53%	39%	36%	14%	11%
Ein guter Arzt braucht kein Marketing.	12%	9%	65%	68%	23%	23%
Ich müsste mehr für mein Praxismanagement tun.	49%	40%	25%	31%	26%	29%
Meine kaufmännischen Kenntnisse könnten besser sein.	37%	43%	43%	37%	20%	20%
Ich muss immer mehr für neue und bestehende Patienten tun.	34%	31%	40%	43%	26%	26%
Für den Erfolg meiner Praxis reicht gute Leistung alleine nicht mehr aus.	36%	27%	45%	54%	19%	19%
Ich bin an Zirkeln mit anderen Ärzten beteiligt.	22%	25%	77%	74%	1%	1%
Ich mache jetzt mehr „Marketing“	18%	21%	80%	77%	2%	2%
Ich habe schon eine Management-Fortbildung besucht.	31%	40%	68%	59%	1%	1%
… zum Thema Praxismanagement.	21%	27%	76%	73%	3%	0%
… zum Thema Qualitätssicherung.	14%	17%	82%	79%	4%	4%
… zu anderen Management-Spezialthemen.	3%	6%	93%	93%	4%	1%
Die Angebote sind zu teuer.	73%	61%	18%	27%	9%	12%
Es gibt nur isolierte Angebote, die nicht rundum helfen.	41%	47%	21%	21%	38%	32%
Das Angebot ist zu allgemein oder zu speziell.	43%	37%	27%	36%	30%	27%
Es gibt für jegliche Fragen doch Berater.	35%	41%	50%	47%	15%	12%
Ich hörte von anderen, dass diese nichts nützen.	30%	24%	39%	39%	31%	37%
Die Qualität / Kundenorientierung ist schlecht.	33%	36%	45%	45%	22%	19%
Ich erkenne den Nutzen nicht.	30%	27%	40%	43%	30%	30%
Mir hat / haben solche Seminare nichts gebracht.	19%	7%	29%	44%	52%	49%
Ich helfe mir selbst und lese mir das Notwendige an.	31%	31%	66%	63%	3%	6%
Dafür habe ich keine Zeit.	59%	59%	40%	40%	1%	1%
Ich habe für alle Fragen gute Berater.	41%	53%	24%	15%	35%	32%
Ich will eine Management-Fortbildung besuchen.	19%	16%	34%	34%	47%	50%
Ich brauche keine Management-Fortbildung.	25%	22%	55%	49%	20%	29%
Ich sende meine Mitarbeiter dahin.	8%	8%	75%	75%	17%	17%

Tabelle 3.15: Zustimmung / Ablehnung der Ärzte diferenziert nach Niederlassung (rel. Häufigkeiten, gemein = in Praxisgemeinschaft, n = siehe Tabelle 3.6)

Zustimmung / Ablehnung zu den Aussagen… …differenziert nach zwei Altersgruppen	Zustimmung jüngere	Zustimmung ältere	Ablehnung jüngere	Ablehnung ältere	k. A. jüngere	k. A. ältere
Professionelles Praxismanagement ist wichtig.	93%	74%	6%	18%	1%	8%
Kollegen schauen vermehrt auf die Honorareinnahmen.	62%	60%	20%	25%	18%	16%
Mehr Marketing würde meinem Ruf schaden.	39%	58%	34%	41%	27%	0%
Ein guter Arzt braucht kein Marketing.	9%	11%	70%	65%	21%	23%
Ich müsste mehr für mein Praxismanagement tun.	55%	38%	27%	22%	18%	40%
Meine kaufmännischen Kenntnisse könnten besser sein.	45%	33%	38%	43%	17%	24%
Ich muss immer mehr für neue und bestehende Patienten tun.	25%	44%	40%	42%	35%	13%
Für den Erfolg meiner Praxis reicht gute Leistung alleine nicht mehr aus.	39%	29%	45%	47%	16%	23%
Ich bin an Zirkeln mit anderen Ärzten beteiligt.	32%	13%	58%	83%	0%	5%
Ich mache jetzt mehr „Marketing“	18%	16%	79%	79%	3%	5%
Ich habe schon eine Management-Fortbildung besucht.	37%	32%	53%	65%	0%	2%
… zum Thema Praxismanagement.	25%	18%	75%	75%	0%	7%
… zum Thema Qualitätssicherung.	19%	7%	81%	86%	0%	7%
… zu anderen Management-Spezialthemen.	5%	3%	95%	95%	0%	2%
Die Angebote sind zu teuer.	74%	67%	19%	17%	7%	17%
Es gibt nur isolierte Angebote, die nicht rundum helfen.	49%	37%	20%	30%	31%	33%
Das Angebot ist zu allgemein oder zu speziell.	46%	36%	25%	37%	29%	27%
Es gibt für jegliche Fragen doch Berater.	30%	42%	51%	44%	19%	14%
Ich hörte von anderen, dass diese nichts nützen.	33%	23%	36%	41%	31%	36%
Die Qualität / Kundenorientierung ist schlecht.	31%	43%	45%	47%	24%	9%
Ich erkenne den Nutzen nicht.	19%	46%	33%	45%	48%	9%
Mir hat / haben solche Seminare nichts gebracht.	17%	12%	34%	24%	49%	64%
Ich helfe mir selbst und lese mir das Notwendige an.	39%	24%	59%	69%	2%	7%
Dafür habe ich keine Zeit.	58%	60%	40%	40%	2%	0%
Ich habe für alle Fragen gute Berater.	38%	50%	18%	33%	44%	17%
Ich will eine Management-Fortbildung besuchen.	28%	6%	27%	39%	45%	55%
Ich brauche keine Management-Fortbildung.	9%	50%	62%	45%	29%	5%
Ich sende meine Mitarbeiter dahin.	11%	4%	70%	80%	19%	17%

Tabelle 3.16. Zustimmung und Ablehnung der Ärzte differenziert nach Altersgruppen (rel. Häufigkeiten, n = siehe Tabelle 3.3)

Darüber hinaus konnten – nur wenige – Einflüsse der Eigenschaften und Rahmenbedingungen der Befragten auf das Antwortverhalten zu den gewünschten Managementthemen und den Anforderungen an die Fortbildung herausgearbeitet werden. So waren die Häufigkeiten der Nennungen, die sich durch die Eingrenzung auf eine Eigenschaft ergaben so gering, dass Abweichungen deren Rating-Mittelwerte von den Mittelwerten aller Befragten zu sehr verzerren. Dies ist umso größer, wie für die aktiv genannten Themenfelder insgesamt schon geringe Häufigkeiten der Nennungen vorliegen – die Abweichungen aber ohnehin marginal sind. Nur zu den unten aufgeführten Eigenschaften erscheint ein valider Vergleich zulässig. Weitergehende Kombinationen der Eigenschaften führen darüber hinaus zu weiter verkleinerten Samples und wurden daher ebenso nicht vorgenommen. Aus dem verbleibenden Vergleich kann festgehalten werden...

Gruppen **Items / Themen**	**alle**	**Frauen**	**Männer**	**NBL**	**ABL**	**jung**	**alt**	**allein**	**gemein**
Marketing generell	**2,6**	2,7	2,5	2,7	2,5	2,7	2,4	2,6	2,7
Kommunikation / Werbung	**2,6**	2,4	2,7	2,6	2,6	2,8	2,2	2,5	2,7
Personalbeschaffung und -entwicklung	**2,5**	2,7	2,3	2,7	2,4	2,4	2,6	2,4	2,7
Leistungsplanung	**2,4**	2,2	2,5	2,3	2,4	2,5	2,3	2,3	2,6
Preisgestaltung	**2,4**	2,5	2,3	2,3	2,4	2,3	2,6	2,3	2,6
Standortwahl	**2,1**	2,2	2,1	2,4	2,0	2,3	1,9	2,2	1,9
Kostenrechnung	**2,0**	1,8	2,2	2,1	2,0	1,9	2,3	1,9	2,1
Führung, Personalmanagement	**1,9**	2,1	1,8	1,9	2,0	2,2	1,6	1,8	2,1
Kontrolle / Controlling	**1,8**	2,0	1,7	1,9	1,8	1,9	1,6	1,7	2,0
Marktforschung	**1,8**	1,8	1,7	1,7	1,8	2,0	1,4	1,7	2,1
Rechnungswesen	**1,7**	1,5	1,8	1,8	1,7	1,7	1,7	1,8	1,6
Steuern / Umsatzsteuer	**1,7**	1,6	1,8	1,7	1,7	1,7	1,7	1,7	1,7
Finanzierung	**1,6**	1,5	1,6	1,5	1,6	1,7	1,4	1,5	1,7
Strategische Planung	**1,6**	1,7	1,6	1,5	1,7	2,0	1,1	1,4	1,8
IT Management	**3,0**	3,0	3,0	0,0	3,0	3,0	3,0	3,0	3,0
Kaufmännische Rechtsfragen	**2,3**	2,4	2,3	2,4	2,3	2,3	2,5	2,3	2,3

Tabelle 3.17: Mittelwerte der Antworten zum Rating der befragten Ärzte zu den genannten Fortbildungsthemen auf der Skala „kein – mittelmäßiger – großer Bedarf" (Rating-Werte übertragen auf Skala 1 bis 3) differenziert nach Geschlecht, Alter und Form der Niederlassung (n variiert je nach Gruppe und Item, n hier nicht benannt)

- Weibliche Ärzte sehen mehr Bedarf für Fortbildung zu Personal- und Führungsfragen als ihre männlichen Kollegen, die wiederum betonen mehr Kommunikation und quantitativen Fragen.
- Zwischen Vertretern aus den neuen Bundesländern und den alten finden sich nur geringe – mitunter auch zufällig bedingte – Unterschiede im Antwortverhalten. Allerdings ist eine stärkere Betonung des Bedarfs für Marketing etc. erkennbar.
- Dies zeigt sich noch deutlicher im Vergleich der jüngeren mit den älteren Befragten, die zudem ihren Bedarf für Management-Fortbildungen zu Personal, Führung und Controlling größer als die älteren Ärzte einschätzen. Inhaltlich nachvollziehbar ist der große Unterschied bei der Bewertung des Bedarfs zu strategischer Planung, Marktforschung, Werbung / Kommunikation, Finanzierung und Standortwahl (siehe oben stehende Tabelle).
- Ein vergleichbares Antwortverhalten findet sich bei der Analyse der Unterschiede zwischen allein arbeitenden und in Praxisgemeinschaften arbeitenden Ärzten. Letztere betonen Marketing, Kontrolle und Kostenrechnung wie auch strategische Planung mehr.

In gleicher Weise wie zuvor wurden auch zu den genannten Anforderungen an eine Management-Fortbildung bivariate Vergleiche angestellt (siehe untenstehende Tabelle), ebenso auch mit den bereits oben genannten Einschränkungen, die aufgrund der insgesamt geringeren Antworthäufigkeiten (s. o.) von noch größerer Bedeutung sind. Gleichwohl können einige Einflüsse als signifikant anerkannt werden.

- Weiblichen, jungen, allein arbeitenden und aus den neuen Bundesländern stammenden Ärzten sind geringe Kosten und die Nähe der Veranstaltungen zum Wohnort wichtiger, als ihren jeweiligen Pendants.
- Die jüngeren Befragten wollen zudem mehr Mitsprache bei den Inhalten, legen mehr Wert auf einen Abschluss und legen mehr Wert auf Fortbildungspunkte sowie Praxisbezug als die älteren Befragten. Eine Bestätigung der These aus Kapitel 2.
- Männlichen Ärzten ist eine geringe zeitliche Belastung und ein Abschluss wichtiger als den weiblichen Befragten.
- Den Ärzten aus den neuen Bundesländern ist der Austausch mit Dozenten und Teilnehmern signifikant wichtiger als denen aus den alten Bundesländern. Auch sichtbar ist die größere Bedeutung, die die Anerken-

nung von Fortbildungspunkten, Praxisbezug und Nähe der Veranstaltung zum Wohnort bei diesen Befragten besitzt.

- Jenseits der Anforderung, am Inhalt der Veranstaltungen mitgestalten zu können, zeigen sich die Befragten aus Praxisgemeinschaften weniger fordernd, als die allein arbeitenden Ärzte, die z. B. bei den Kosten und der Nähe der Veranstaltung zum Wohnort höhere Rating - Durchschnitte aufweisen.
- Die Werte zu den aktiv genannten und zusammengefassten Anforderungen unterscheiden sich auch hier – wie auch oben erläutert – kaum.

Gruppen **Items / Anforderungen**	**alle**	**Frauen**	**Männer**	**NBL**	**ABL**	**jung**	**alt**	**allein**	**gemein**
(geringe) Kosten der Fortbildung	**2,6**	2,7	2,5	2,8	2,5	2,7	2,4	2,7	2,5
möglichst geringe zeitliche Belastung	**2,5**	2,3	2,6	2,4	2,5	2,5	2,4	2,6	2,4
Erfahrungsaustausch mit Dozent/Teilnehmern	**2,5**	2,5	2,4	2,6	2,4	2,6	2,3	2,5	2,5
Praxisbezug / Umsetzung	**2,5**	2,5	2,6	2,7	2,5	2,7	2,3	2,5	2,5
zeitlich gut gelegene Termine (z. B. am WE)	**2,4**	2,5	2,3	2,4	2,4	2,5	2,2	2,5	2,4
Anerkennung als Fortbildung (Punkte)	**2,1**	2,2	2,0	2,2	2,0	2,2	1,9	2,2	1,9
Nähe der Veranstaltungen zum Wohnort	**1,9**	2,2	1,7	2,1	1,8	1,7	2,1	2,1	1,7
Mitgestaltung der Inhalte	**1,9**	2,0	1,9	1,9	2,0	2,2	1,6	1,8	2,1
Vergabe eines Abschlusses	**1,9**	1,7	2,0	2,2	1,8	2,2	1,5	1,9	2,0
Gute Unterlagen zum Mitnehmen	**3,0**	3,0	3,0	3,0	3,0	3,0	2,9	2,9	3,0
Keine Werbung oder sonstige VKF	**3,0**	3,0	3,0	3,0	3,0	3,0	3,0	3,0	3,0
Keine Übernachtungen	**3,0**	3,0	3,0	3,0	3,0	3,0	0,0	3,0	3,0
Kontinuierliche Begleitung	**2,9**	3,0	2,8	3,0	2,9	3,0	2,8	2,9	2,9
Bekannte Referenten	**2,7**	3,0	2,5	2,5	2,8	3,0	2,3	2,5	2,9

Tabelle 3.18: Mittelwerte der Antworten zum Rating der befragten Ärzte zu den genannten Anforderungen auf der Skala „unwichtig – begrenzt wichtig – sehr wichtig" (Rating-Werte übertragen auf Skala 1 bis 3) differenziert nach Geschlecht, Alter und Form der Niederlassung (n variiert je nach Gruppe und Item, n hier nicht benannt)

3.2.6 Vergleich mit früheren Studien

Es wurde bereits weiter oben wurde ausgeführt, dass vom Autor in den Jahren 1999 und 2004 zwei Erhebungen in ähnlicher Form wie die vorliegende Studie durchgeführt wurden. Es ist nun von Interesse zu erfahren, ob und wenn ja welche Veränderung sich zwischen den Studien ergeben also wie sich das Antwortverhalten in den Jahren geändert hat.

Das Meinungsbild

Dazu stellt die folgende Tabelle die Zustimmungswerte aus den drei Studien für alle jeweils befragten Ärzte gegenüber. Daraus können erste Erkenntnisse gezogen werden:

Immer mehr Ärzte machen keinen Hehl mehr daraus, dass sie verstärkt Marketing betreiben und die wirtschaftliche Effizienz Ihrer Arbeit und Praxis verbessern – sie wollen gute Unternehmer sein. Die Ärzte zeigen sich offener und stärker sensibilisiert für Management und Marketing. Allerdings bleibt der Zuspruch, sich im Management weiter zu bilden, hinter dieser Entwicklung zurück, wie der Vergleich der Zustimmungswerte über die Jahre andeutet. Denn diese haben sich über die Jahre nicht merklich geändert (bzw. schwanken nur aufgrund der über die Jahre unterschiedlichen Befragungsgruppen). Nicht nur die Änderungen, sondern auch der Zuspruch ist insgesamt gering, nicht einmal die Hälfte der befragten Ärzte hat oder will in Zukunft Management-Fortbildungen belegen. Die Erwartungen gemäß den Thesen aus Kapitel 2 können so nicht bestätigt werden.

Dies wird allerdings dann plausibel, wenn nach den Gründen gefragt wird, warum die Kollegen nicht zu Management-Fortbildungen gehen: Kosten, Zeit, Qualität und Themenenge stehen dem entgegen, wie die Antworten zeigen. Und auch hier sind im Meinungsbild kaum Änderungen über die Jahre sichtbar, lediglich das „Totschlagargument", man könne auf jegliche Berater zurückgreifen, hat sichtbar an Bedeutung verloren – wohl auch aufgrund eines steigenden Kostenbewusstseins. In allen Erhebungen wird bemängelt, dass die Fortbildungsangebote die Themen isoliert und nicht in einem geschlossenen Bogen über alle Managementfragen des Arztes hinweg anbieten.

Zustimmung zur Aussage... ...Untersuchungsjahr	1999	2004	2008
Einschätzung zur Bedeutung kaufmännischen Handelns in Arztpraxen			
Professionelles Praxismanagement ist wichtig.	71%	76%	86%
Kollegen schauen vermehrt auf die Honorareinnahmen.	n. e.	39%	59%
Mehr Marketing würde meinem Ruf schaden.	69%	52%	49%
Ein guter Arzt braucht kein Marketing.	43%	29%	11%
Aussagen zum eigenen kaufmännischen Handeln			
Ich müsste mehr für mein Praxismanagement tun.	34%	29%	46%
Meine kaufmännischen Kenntnisse könnten besser sein.	29%	33%	39%
Ich muss immer mehr für neue und bestehende Patienten tun.	21%	29%	33%
Für den Erfolg meiner Praxis reicht gute Leistung alleine nicht mehr aus.	17%	18%	33%
Aussagen zur bisherigen Nutzung von Management-Fortbildung			
Ich bin an Zirkeln mit anderen Ärzten beteiligt.	n. e.	27%	23%
Ich mache jetzt mehr „Marketing".	12%	14%	19%
Ich habe schon eine Management-Fortbildung besucht.	29%	31%	34%
... zum Thema Praxismanagement.	21%	24%	23%
... zum Thema Qualitätssicherung.	16%	19%	15%
... zu anderen Management-Spezialthemen.	5%	2%	4%
Aussagen zur Einschätzung der angebotenen Management-Fortbildungen			
Die Angebote sind zu teuer.	55%	43%	69%
Es gibt nur isolierte Angebote, die nicht rundum helfen.	n. e.	n. e.	43%
Das Angebot ist zu allgemein oder zu speziell.	n. e.	n. e.	41%
Es gibt für jegliche Fragen doch Berater.	56%	49%	37%
Ich hörte von anderen, dass diese nichts nützen.	n. e.	20%	28%
Die Qualität / Kundenorientierung ist schlecht.	31%	26%	34%
Ich erkenne den Nutzen nicht.	33%	29%	29%
Mir hat / haben solche Seminare nichts gebracht.	19%	17%	15%
Ich helfe mir selbst und lese mir das Notwendige an.	n. e.	27%	31%
Aussagen zur weiteren Nutzung von Management-Fortbildungen			
Dafür habe ich keine Zeit.	71%	56%	59%
Ich habe für alle Fragen gute Berater.	41%	39%	45%
Ich will eine Management-Fortbildung besuchen.	12%	17%	18%
Ich brauche keine Management-Fortbildung.	31%	19%	24%
Ich sende meine Mitarbeiter dahin.	5%	6%	8%
Zahl der Befragten gesamt	**413**	**366**	**389**

Tabelle 3.19: Ablehnung / Zustimmung der Ärzte zu den gegebenen Aussagen, vereinfachter Auszug aus Erhebungen der o. g. Jahre.

Was ist den Ärzten wichtig?

In allen Untersuchungen wurden die Ärzte ebenso danach gefragt, welche Themen und welche Eigenschaften die Fortbildung bieten sollte, damit ihr Interesse steigt. Auch die aktiv genannten Themen und Anforderung konnten – erwartungsgemäß – in ähnlichen Gruppen zusammengefasst werden. Allerdings erlangten nicht alle gleiche Aufmerksamkeit, warum für die in 2008 genannten Kriterien „Keine Werbung oder sonstige Verkaufsförderung (VKF)“ und „Keine Übernachtungen“ (beide nicht in 1999, 2004) sowie „Kontinuierliche Begleitung“ (ähnlich in 2004, nicht aber in 1999) keine Entsprechungen gefunden wurden. Wiederum gab es 1999 und 2004 keine weiteren Nennungen, deren Häufigkeit der Nennungen hier eine explizite Nennung rechtfertigen würden (< 10).

Studie / Jahr **Items / Thema**	**1999**	**2004**	**2008**
Kommunikation / Werbung	2,8	2,5	**2,6**
Marketing generell	2,7	2,4	**2,6**
Personalbeschaffung und –entwicklung	2,4	2,5	**2,5**
Leistungsplanung	2,4	2,5	**2,4**
Preisgestaltung	2,5	2,4	**2,4**
Standortwahl	2,3	2,2	**2,1**
Kostenrechnung	2,0	2,2	**2,0**
Führung, Personalmanagement	2,2	2,2	**1,9**
Kontrolle / Controlling	1,9	2,3	**1,8**
Marktforschung	1,9	2,0	**1,8**
Steuern / Umsatzsteuer	1,7	1,8	**1,7**
Rechnungswesen	1,5	1,7	**1,7**
Finanzierung	1,4	1,7	**1,6**
Strategische Planung	1,5	1,4	**1,6**
IT Management, ebenso in 2004 / 1999	3,0	3,0	**3,0**

Tabelle 3.20: Mittelwerte zum Rating der befragten Ärzte zu den genannten Fortbildungsthemen auf der Skala „kein – mittelmäßiger – großer Bedarf“ (Rating-Werte übertragen auf Skala 1 bis 3) differenziert nach den Studien der Jahre 1999, 2004 und 2008 (n variiert je nach Gruppe und Item, n hier nicht benannt, ebenso = genanntes Themenfeld wurde auch in den Studien der betreffenden Jahre ausreichend häufig genannt)

Ansonsten hat sich die Rangfolge in der Bewertung über die Jahre faktisch nicht geändert. Die oben ausgeführten Einschätzungen gelten für alle drei Studien gleichermaßen.

Studie / Jahr **Items / Anforderungen**	1999	2004	2008
(geringe) Kosten der Fortbildung	2,4	2,7	**2,6**
möglichst geringe zeitliche Belastung	2,4	2,3	**2,5**
Erfahrungsaustausch mit Dozent / Teilnehmern	1,9	2,1	**2,5**
Praxisbezug / Umsetzung	2,3	2,2	**2,5**
zeitlich gut gelegene Termine (z. B. am WE)	1,7	1,9	**2,4**
Anerkennung als Fortbildung (Punkte)	2,3	2,1	**2,1**
Nähe der Veranstaltungen zum Wohnort	1,5	1,8	**1,9**
Mitgestaltung der Inhalte	1,9	2,1	**1,9**
Vergabe eines Abschlusses	2,0	1,6	**1,9**
Gute Unterlagen zum Mitnehmen	3,0	3,0	**3,0**
Keine Werbung oder sonstige VKF (nicht in 1999, 2004)	-	-	**3,0**
Keine Übernachtungen (nicht in 1999, 2004)	-	-	**3,0**
Kontinuierliche Begleitung (ähnlich in 2004)	-	3,0	**2,9**
Bekannte Referenten (ähnlich in 2004 und 1999)	2,5	2,8	**2,7**

Tabelle 3.21: Mittelwerte der Antworten zum Rating der befragten Ärzte zu den genannten Anforderungen auf der Skala unwichtig – begrenzt wichtig – sehr wichtig (Rating-Werte übertragen auf Skala 1 bis 3) differenziert nach den Studien der Jahre 1999, 2004 und 2008 (n variiert je nach Gruppe und Item, n hier nicht benannt, ähnlich = Antworten der Befragten ergaben Gruppen vergleichbaren / ähnlichen Inhalts wie 2008, nicht = diese Anforderungen wurden in den Studien der entsprechenden Jahre nicht ausreichend häufig aktiv genannt)

4 Zusammenfassung und abschließende Wertung

Zusammenfassung der bisherigen Erkenntnisse

Im Jahre 2008 wurde vom Deutschen Institut für kleine und mittlere Unternehmen eine Untersuchung zu Management-Fortbildungen bei Ärzten durchgeführt, die sich mit zwei früheren Studien des Autors aus den Jahren 1999 und 2004 weitgehend in Aufbau und Inhalt deckt. Es wurde dabei untersucht, welche...

- Einstellung Ärzte gegenüber einem „Mehr" an Praxismanagement zeigen, verkörpert in der Einstellung gegenüber mehr Marketing, kaufmännischem Denken etc.
- Fortbildungsangebote die Ärzte bislang genutzt haben und welche sie nutzen wollen,
- Gründe für und gegen diese Fortbildung genannt werden,
- Schwerpunkte und Formen der entsprechenden Fortbildung die Ärzte bevorzugen.

Die aktuelle Untersuchung umfasste 389 niedergelassene Ärzte, in ihrer Mehrheit Humanärzte, sowie Zahnärzte und Tierärzte. Das Sample bildete allerdings nicht die Verteilung der verschiedenen Ärztegruppen in Deutschland proportional ab, wie auch deren geographische Verteilung.

Nur grob konnte das Durchschnittsalter der Befragten abgeschätzt werden, das etwa zwischen 40 und 50 Jahren liegt. Exakt hingegen konnte die Verteilung von weiblichen zu männlichen Ärzten bestimmt werden, der Anteil der weiblichen Befragten betrug 39%. Dabei war zumindest sehr auffällig, dass mit dem steigenden Alter der Anteil der weiblichen Befragten abnahm (jüngere Ärzte zu über 50% weiblich). Dies entspricht den bestehenden Statistiken. Weiter konnte im Sample erkannt werden:

- In den Gruppen der allein arbeitenden Ärzte (67%) und der Praxisgemeinschaften mit angestellten Ärzten (67%) sind männliche Ärzte über proportional (61%, s. o.) vertreten.
- in Praxisgemeinschaften ohne angestellte Ärzte sind Frauen deutlich überproportional (51%) mehr vertreten (Proporz = 39%, s. o.).
- Im Sample liegt der Frauenanteil in den neuen Bundesländern etwas höher, als in den alten Bundesländern (40% zu 60%).

- Trotz der groben Altersabschätzung kann erkannt werden, dass Ärzte (sowohl weiblich / männlich) in Praxisgemeinschaften mit angestellten Ärzten tendenziell älter sind als die ohne angestellte Ärzte.

Die Ärzte wurden nach Ihrer Zustimmung bzw. Ablehnung zu ausgewählten Aussagen befragt, die Meinungen zum kaufmännischen Handeln von Ärzten, zu Sinn und Nutzen von Management-Fortbildungen für Ärzte und die bisherige und zukünftige Nutzung von derartigen Fortbildungsangeboten repräsentieren. Folgende Ergebnisse wurden offensichtlich:

- Die Ärzte erkennen an, dass eine Praxis gutes Management und auch Marketing benötigt und dass die Kollegen vermehrt auf die kommerzielle Seite der Arbeit schauen. Marketing muss für viele Ärzte nicht mehr zwangsläufig Reputationsschaden mit sich bringen.
- Gleichzeitig wird von großen Teilen der Ärzteschaft anerkannt, dass man mehr für das Praxismanagement tun könnte, gute ärztliche Leistungen reichen allein nicht mehr aus. Allerdings herrscht auch eine sichtbare Unsicherheit zu dieser Meinung, wie sich auch ein indifferentes Bild bei der Frage zeigt, ob man mehr kaufmännische Kenntnisse benötigt.
- Eindeutig indes ist das Bild über die genutzte Management-Fortbildung, ggf. auch in gemeinsamen Erfahrungsaustauschgruppen mit anderen Ärzten. Diese wurden kaum genutzt.
- Eindeutig ist ebenso die Meinung, dass die angebotene Fortbildung zu kostspielig sei.
- Hingegen herrscht in der Bewertung der angebotenen Management-Fortbildungen eine sichtbare Unsicherheit, wohl bedingt auch aufgrund der geringen eigenen Erfahrung mit dieser (s. o.).
- In diesem Lichte sind auch die weiteren Wertungen zu sehen (geringer Nutzen, Kundenorientierung, Berater als Alternative, Hörensagen, zu allgemein vs. zu speziell).
- Ebenso wird so auch das deutliche Ergebnis, man versuche sich selber zu helfen, plausibel und fügt sich logisch in die weiteren Ergebnisse zur zukünftigen Nutzung von Management-Fortbildungen ein.
- Eindeutig ist die Ablehnung der Management-Fortbildungen mit der Begründung man habe keine Zeit, und – mit mehr Unsicherheit verbunden – man habe Berater.
- Gleichwohl ist fast die Hälfte der Befragten unsicher, ob sie eine Management-Fortbildung besuchen werden. Dies zeigt sich auch wieder in

den indifferenten weiteren Aussagen: So lehnen auch nur etwa ein Viertel grundsätzlich den Besuch von Management-Fortbildungen ab, wiederum aber auch nur sehr wenige (18%) planen explizit einen Besuch.

- Mitarbeiter wollen die Ärzte nicht zu Management-Fortbildungen senden.

Weiter wurden die Ärzte danach befragt, welchen Themenfeldern sie innerhalb der Management-Fortbildung große oder geringe Bedeutung beimessen. Folgende Rangfolge des Bedarfs nach der Häufigkeit der Nennungen konnte erhoben werden:

1. Kommunikation / Werbung
2. Personalbeschaffung und -entwicklung
3. Leistungsplanung
4. Preisgestaltung
5. Führung, Personalmanagement
6. Kostenrechnung
7. Marketing generell
8. Standortwahl
9. Kontrolle / Controlling
10. Marktforschung
11. Steuern / Umsatzsteuer
12. Finanzierung
13. Rechnungswesen
14. Strategische Planung

Während die zuvor genannte Aufstellung vorgegebene Themen nennt, wurden von den Befragten auch zwei Themenfelder besonders häufig genannt und als wichtig angesehen:

- Kaufmännische Rechtsfragen
- IT Management

Es wird also ein großer Bedarf für Marketing generell sowie in der Spezialisierung von Kommunikation / Werbung, Preis- und Leistungsgestaltung (Produkte, Dienstleistungen) und letztendlich auch der Standortwahl genannt. Es folgen Personal- und – mit weniger Bedeutung – auch Führungsfragen. Steuern, Betriebliches Rechnungswesen und strategische Planung dagegen fallen in ihrer Bedeutung zurück. Wird Management von IT als Thema genannt, so ist es durchweg von großer Bedeutung, nicht so Rechtsfragen, bei der eine Mehrheit der Nennungen indiziert, dass dieses Thema am Rande interessiert.

Darüber hinaus sollten die Befragten zu vorgegebenen Anforderungen angeben, wie wichtig Ihnen diese für die Management-Fortbildungen sind. Es ergab sich nach dem Mittelwert des Ratings (von unwichtig über begrenzt wichtig zu sehr wichtig) folgende Reihenfolge:

1. (geringe) Kosten der Fortbildung
2. möglichst geringe zeitliche Belastung
3. Erfahrungsaustausch mit Dozent / Teilnehmern
4. Praxisbezug / Umsetzung
5. zeitlich gut gelegene Termine (z. B. am WE)
6. Nähe der Veranstaltungen zum Wohnort
7. Anerkennung als Fortbildung (Punkte)
8. Mitgestaltung der Inhalte
9. Vergabe eines Abschlusses

Auch hier wurden aktiv von den Befragten auch mehrere zusätzliche Anforderungen häufig genannt und als wichtig angesehen:

- Kontinuierliche Begleitung
- Gute Unterlagen zum Mitnehmen
- Keine Werbung oder sonstige VKF
- Bekannte Referenten
- Keine Übernachtungen

Erwartungsgemäß werden diejenigen Kriterien als wichtig angesehen, die eine Belastung (Kosten, Zeit, Weg) für die Ärzte bedeuten. Ebenso hohe Durchschnittswerte werden dem Praxis- und Erfahrungsbezug zugemessen.

Werden die einzelnen Ergebnisse nach Geschlecht, Alter, Verortung in Deutschland und Form der Niederlassung differenziert, so ergaben sich zusätzliche Erkenntnisse zu den zuvor genannten Antworten:

- Es wurde deutlich, dass weibliche Ärzte weniger Erfahrungen mit Managementseminaren haben, daher auch ihre Wertung weniger kritisch und z. T. auch unsicherer ausfällt. Die weiblichen Befragten scheinen zudem etwas kritischer mit ihrem Management-Wissen und offener für kaufmännisches Engagement, dabei aber auch vorsichtiger (siehe Antworten zur Frage Marketing und Ruf). Sie wollen auch in Zukunft mehr als ihre männlichen Kollegen Management-Fortbildungen nutzen. Zudem scheinen sie sich mehr mit Kollegen/innen auszutauschen. Weibliche Ärzte sehen mehr Bedarf für Fortbildung zu Personal- und Führungsfragen, dagegen männliche eher in der Kommunikation und quantitativen Fragen. Männlichen Ärzten sind eine geringe zeitliche Belastung und ein Abschluss wichtiger als den weiblichen Befragten
- Jüngere Ärzte sehen ein professionelles Praxismanagement für wichtiger an als ältere. Sie meinen, mehr tun zu müssen und sind erheblich mehr in Zirkeln mit anderen Ärzten verbunden. Sie sehen Zugang und Hilfe von Beratern kritischer als die älteren, eignen sich notwendiges Management-Wissen eher selbst an und wollen erheblich mehr Management-Fortbildungen in Zukunft besuchen. Sie sind zudem offener, auch Mitarbeiter zu derartigen Fortbildungen zu senden. In manchen Fragen scheinen jüngere zudem erheblich unsicherer zu sein als ältere Ärzte, so bei der Bewertung des Nutzens von Seminaren, ob sie heute mehr für Patienten tun müssen, und ob Marketing dem Ruf schaden kann. Auf der anderen Seite sind sie eindeutiger in der Meinung ob (und zwar dass) für das Praxismanagement mehr zu tun ist und dass die Fortbildungsangebote zu teuer seien. Ein deutlicher Unterschied zwischen jüngeren und den älteren Befragten zeigt sich bei den Themen Fortbildungsbedarf: Die jüngeren Ärzte schätzen ihren Bedarf für Management-Fortbildungen zu den Themen Personal, Führung und Controlling größer ein als die älteren Ärzte. Die Jungen wollen zudem mehr zu strategischer Planung, Marktforschung, Finanzierung und Standortwahl wissen. Sie fordern zudem mehr Mitsprache bei den Inhalten, legen mehr Wert auf einen Abschluss und auf Fortbildungspunkte sowie auf den Praxisbezug der Bildung als die älteren Befragten.
- Ärzte in den neuen Bundesländern zeigen weniger Befürchtungen, durch Marketing ihren Ruf zu verschlechtern, haben tendenziell mehr Managementseminare besucht und sind auch für die Zukunft hierfür eher zu gewinnen, als Ärzte aus den alten Bundesländern. Sie scheinen zudem schlechtere Erfahrungen mit Beratern gemacht zu haben. Vertreter aus den neuen Bundesländern betonen zudem mehr als Ihre Kollegen aus den alten Bundesländern den Bedarf für Marketing wie auch einen Aus-

tausch mit Dozenten und Teilnehmern. Auch sichtbar ist die größere Bedeutung, die die Anerkennung von Fortbildungspunkten, Praxisbezug und Nähe der Veranstaltung zum Wohnort bei diesen Befragten besitzt.

- Weiblichen, jungen, allein arbeitenden und aus den neuen Bundesländern stammenden Ärzten sind geringe Kosten und die Nähe der Veranstaltungen zm Wohnort wichtiger als ihren jeweiligen Pendants.
- Die Ärzte aus Praxisgemeinschaften tendieren generell zu weniger Unsicherheit bei ihren Antworten. Sie haben tendenziell mehr Management-Fortbildungen besucht als die allein arbeitenden Ärzte. Sie hören weniger auf andere Ärzte bei der Bewertung der Veranstaltungen, können aber aus Management-Fortbildungen mehr herausziehen und sehen sie auch nicht in dem Maße als zu teuer an, wie die alleine agierenden Kollegen. Letztere scheinen mehr Bedarf für Praxismanagement und kaufmännische Bildung für sich zu erkennen. Weitere Unterschiede zwischen allein arbeitenden und in Praxisgemeinschaften arbeitenden Ärzten sind im Bedarf für Fortbildungsthemen zu erkennen: Diejenigen, die in Praxisgemeinschaften arbeiten, betonen mehr die Themen Marketing, Kontrolle, Kostenrechnung und strategische Planung. Jenseits der Anforderung, am Inhalt der Veranstaltungen mitgestalten zu können, zeigen sich die Befragten aus Praxisgemeinschaften weniger fordernd als die allein arbeitenden Ärzte, die z. B. bei den Kosten und der Nähe der Veranstaltung zum Wohnort höhere Rating - Durchschnitte aufweisen.

Andere Variablen, wie z. B. die Ausrichtung der Ärzten (Human-, Zahn-, Tiermedizin) sowie die Fachrichtung der Humanärzte, konnten hier keine signifikanten, nicht zufälligen Einfluss auf das Antwortverhalten der Ärzte zeigen. Die zuvor herausgearbeiteten Thesen zum Einfluss des Alters und der Niederlassungsform konnten allerdings alle bestätigt werden.

Weiter wurden die zwei frühere Studien herangezogen, die eine direkte Analyse der Veränderungen in den Antworten über den Zeitraum von 1999 bis heute (Ende 2008) zulassen. Es war zu erwarten, dass es zu einer weiter positiven Einstellung zum kaufmännischen Agieren von Ärzten und zunehmendem Bedarf für Management-Fortbildungen kommen sollte. Doch diese Erwartungen konnten nicht bestätigt werden, nur in Teilergebnissen waren Steigerungen zu erkennen. Gerade die 2004 in Kraft getretenen Verpflichtungen zur Fortbildung sollten sich in 2008 in Form einer besseren Nutzung von Management-Fortbildungen bemerkbar machen. Erstaunlicherweise sind auch hier die Trends aus dem Vergleich nicht so deutlich zu erkennen, wie es zu erwarten gewesen wäre.

Wertung und Konsequenzen

Die aktuelle Studie wie auch die früheren Studien des Autors aus den Jahren zuvor gehen mit den Ergebnissen anderer wissenschaftlicher Untersuchungen einher:

Auch wenn die Ärzte zumindest öffentlich vom Ideal des freien Berufes geleitet werden, dass die besondere berufliche Qualifikation, die fachliche Kompetenz und die unabhängige geistig-ideelle Leistung den guten Arzt bestimmen, so machen immer mehr Ärzte keinen Hehl mehr daraus, dass sie verstärkt Marketing betreiben und die wirtschaftliche Effizienz Ihrer Arbeit und Praxis verbessern wollen. War noch vor einigen Jahren die Kluft zwischen beruflichem Anspruch und der Notwendigkeit zu unternehmerischem Handeln bei den Ärzten groß und wurden Ärzte, die z. B. aggressive Werbung betreiben, von Kollegen schräg angesehen, so ist ein ständiger Wandel zu erkennen: Immer mehr Ärzte „schämen" sich nicht mehr, auch gute Unternehmer zu sein und zeigen sich offener und stärker sensibilisiert für Management und Marketing.

Jedoch bleibt der Zuspruch, sich im Management weiter zu bilden hinter dieser Entwicklung zurück, wie der Vergleich der Zustimmungswerte über die Jahre andeutet. Denn diese haben sich über die Jahre nicht merklich geändert (bzw. schwanken nur aufgrund der über die Jahre unterschiedlichen Befragungsgruppen). Nicht nur die Änderungen, sondern auch der Zuspruch ist insgesamt gering, nicht einmal der Hälfte der befragten Ärzte hat oder will in Zukunft Management-Fortbildungen belegen. Dabei bietet sich ein umfangreiches Angebot, wie schon der Blick in die Fachzeitschriften und Werbezusendungen von Anbietern täglich zeigt.

Warum so wenig Zuspruch? Dies wird allerdings dann plausibel, wenn nach den Gründen gefragt wird, warum die Kollegen nicht zur Management-Fortbildungen gehen: Kosten, Zeit, Qualität und Themenenge stehen dem entgegen, wie die Antworten zeigen. Und auch hier sind im Meinungsbild kaum Änderungen über die Jahre sichtbar, lediglich das „Totschlagargument", man könne auf jegliche Berater zurückgreifen, hat sichtbar an Bedeutung verloren – wohl auch aufgrund eines steigenden Kostenbewusstseins. Es wird zudem bemängelt, dass die Fortbildungsangebote die Themen isoliert und nicht in einem geschlossenen Bogen über alle Managementfragen des Arztes hinweg anbieten – eine Kritik, die allerdings auch der mangelnden Transparenz der beworbenen Angebote geschuldet ist. Entsprechend auch die Kritik, nach der bemängelt wird, dass die Fortbildungsangebote die Themen isoliert und nicht in einem geschlossenen Bogen über alle Managementfragen des Arztes hinweg anbieten.

Was ist den Ärzten wichtig? Die Rangfolge hat sich über die Jahre faktisch nicht geändert: Zum betriebswirtschaftlichen Wissen war allen Befragten Marketing / Werbung und Standortbeurteilung die wichtigste Kompetenz, wobei die Preiskalkulation besonders gefragt war. Es folgen in der Skala der Bedeutung Kenntnisse im Rechnungswesen / Steuern und in der Kostenrechnung. Strategische Planung (inkl. Marktforschung und Markterschließung) und Controlling wurden nur dann als wichtig angesehen, wenn den Befragten der Gegenstand dieser Aufgaben bekannt war. Als wichtigste Anforderung an die Vermittlung des Management-Wissens wurde am häufigsten eine begrenzte zeitliche Belastung, geringe Kosten und die Betonung der Umsetzung sowie die Mitgestaltung der Veranstaltungen durch die Teilnehmer genannt.

Konsequenzen? Es ist also weniger die mangelnde Einsicht der Ärzte, als vielmehr die Kritik an der Fortbildung im Management, die den Zuspruch zur Management-Fortbildungen nicht mit der steigenden Sensibilisierung und Bereitschaft zum unternehmerischen Handeln der Ärzte ansteigen lässt. Die Angebote müssen sich mehr an den Anforderungen der „Kundschaft", den Ärzten orientieren, also z. B. für sich selbst Qualitätsmaßstäbe entwickeln, kundenorientierter im Inhalt und in der Vermittlung ausgestaltet werden und zudem den Arzt umfassend und kontinuierlich begleiten.

Literaturverzeichnis

- Becker, W., Klingenberger, D. (2008): Ökonomische Analyse der Ausgangsbedingungen, Verlaufsmuster und Erfolgsfaktoren von zahnärztlichen Existenzgründungen – Ergebnisse der dritten Befragungswelle (AVE-Z-3), in IDZ-Information No. 3.
- Bergmann-Krauss, B., Micheelis, W., Walther, W. (2005a): Die Fortbildung des niedergelassenen Zahnarztes: Nutzung und Bewertung. – Ergebnisse einer bundesweiten Befragungsstudie, in: Institut der Deutschen Zahnärzte, IDZ-Information Nr. 2.
- Bergmann-Krauss, B.; Micheelis, W; Walther, W. (2005b): Viel Einsatz für die berufliche Kompetenz, in zm 95, Nr. 7, S, 26.
- Bestmann, B., Rohde V., Wellmann, A., Küchler, T. (2004): Zufriedenheit von Ärztinnen und Ärzten - Berufsreport 2003. Deutsches Ärzteblatt 101, S. C 24-28.
- BFB, Bundesverband der Freien Berufe (2007): Übersicht Qualitätssicherung/-management in den verkammerten Freien Berufen. Stand: 09.10.2007.
- Brecht, J. G., Meyer, V. P., Aurbach, A., Micheelis, W. (2004): Prognose der Zahnärztezahl und des Bedarfs an zahnärztlichen Leistungen bis zum Jahr 2020. Köln.
- Bundesärztekammer (2007): Empfehlungen zur ärztlichen Fortbildung. Texte und Materialien der Bundesärztekammer. 3. überarbeitete Auflage. Berlin
- Bundeszahnärztekammer (2006): Leitsätze der Bundeszahnärztekammer, der Deutschen Gesellschaft für Zahn-, Mund- und Kieferheilkunde und der Kassenzahnärztlichen Bundesvereinigung zur zahnärztlichen Fortbildung.
- Bundeszahnärztekammer (2006): Punktebewertung von Fortbildungen, online: http://www.bzaek.de/list/bfortb/punkte_06.pdf (abgerufen 22.10.2008).
- Gerlach, F. M, Beyer, M. (1999): Ärztliche Fortbildung aus der Sicht niedergelassener Ärztinnen und Ärzte – repräsentative Ergebnisse aus Bremen und Sachsen-Anhalt. Z Ärztl Fortbild Qual.sich 93, S. 581-589.
- Gerlach, F. M., Beyer, M. (1996): Qualitätssicherung in der Praxis - Ergebnisse einer Bedarfs-und Erwartungsanalyse bei niedergelassenen Ärz-

tinnen und Ärzten in Bremen und Bremerhaven. AQUA-Materialien, Band III, Göttingen.

- Gieseke, S., Gerst, T. (2007): Fortbildung: Nachweisfrist endet Juni 2009, in: Deutsches Ärzteblatt; 104(40): A-2696.
- Herrman, H. (1995): Recht der Kammern und Verbände Freier Berufe. Eine rechtsvergleichende Untersuchung. Deutscher Rechtsvergleich, Band 2.
- Kassenärztliche Bundesvereinigung (2004): Regelung der Kassenärztlichen Bundesvereinigung zur Fortbildungsverpflichtung der Vertragsärzte und Vertragspsychotherapeuten nach § 95d SGB V.
- Kassenärztliche Bundesvereinigung (2005): Mitteilungen, in: Deutsches Ärzteblatt. Jg. 102, Heft 5. S. A306.
- Kleine, P., Rienhoff, O., Storp, D., Wenzlaff, P.(2000): ÄKN-Umfrage: Fortbildungsangebote in Niedersachsen 1998 und ihre Bewertung. Niedersächsisches Ärzteblatt, Nr. 1, S.19-20, 2000; Nr. 2, S. 17-20.
- Müller, Günther (2002): Persönlichkeitsstudie – Unternehmerische Eignung unter Ärzten, Universität Landau.
- Oesterreich, D., Klammt, J., Curth, K. (2002): Zahnärztliche Fortbildung in Mecklenburg-Vorpommern. Stand und Perspektiven. Zahnärztekammer Mecklenburg-Vorpommern.
- Oesterreich, D., Klammt, J., Curth, K. (2004): Zahnärztliche Fortbildung in Mecklenburg-Vorpommern. Stand und Perspektiven im Jahr 2003. Zahnärztekammer Mecklenburg-Vorpommern.
- Pfeffer, F.; Reize, F. (1999): Berufliche Weiterbildung und Existenzgründung, Zentrum für Europäische Wirtschaftsforschung (ZEW), Discussion Paper No. 99-12.
- Räthke, S. (2002): Bankbeziehungen von Freiberuflern. Ergebnisse einer deutschlandweiten Umfrage bei Freiberuflern, in: Thünen-Reihe Angewandter Volkswirtschaftstheorie, Working Paper No. 36, Universität Rostock.
- Sachverständigenrat für die Konzertierte Aktion im Gesundheitswesen SVR (2001): Bedarfsgerechtigkeit und Wirtschaftlichkeit. Band II: Qualitätsentwicklung in Medizin und Pflege. Gutachten 2000/2001. Baden-Baden.
- Schmid, U. (2003): Professionalisierung in der zahnmedizinischen Fortbildung. Diss., Universität Duisburg-Essen.

- Schott, R. (2008): Statement 1, online: http://www.blzk.de/service/oav10/artikel.asp?lnr=1564 (abgerufen 22.10.2008)
- Transparency Deutschland (2005): Transparenzmängel, Korruption und Betrug im deutschen Gesundheitswesen. Kontrolle und Prävention als gesellschaftliche Aufgabe. Grundsatzpapier von Transparency Deutschland.
- Young dentists 2008, abgerufen 01.11.08, http://www.young-dentists.de/yd/wwwyds.nsf/webContent/ydUmfrage.

Anhang: Fragebogen

Vom Interviewer festzuhalten ...

Verortung Bundesland ____________________

Befragter männlich / weiblich ____________________

Ungefähres Alter des Befragten
- **jünger: unter 35** ☐
- **mittleres Alter: 35 bis 55** ☐
- **älter: über 55** ☐

Anmerkungen ____________________

____

Kategorie des Arztes

- Humanarzt ☐
- Tierarzt ☐
- Zahnarzt ☐
- andere ____________________ ☐

Nur bei Humanärzten...

- Allgemeinarzt / Praktischer Arzt ☐
- HNO, Mund-Kiefer ☐
- Orthopädie / Sportarzt ☐
- Pädiatrie ☐
- Schmerztherapie ☐
- Gynäkologie / Urologie ☐
- Dermatologie / Geschlechtskrankheiten ☐
- Innere Medizin ☐
- Augenheilkunde ☐
- Chirurgie ☐
- Neurologie / Nervenheilkunde ☐
- Radiologie etc. ☐
- andere ☐

Form der Niederlassung

- allein arbeitender Arzt ☐
- Praxisgemeinschaft ohne angestellte Ärzte ☐
- Praxisgemeinschaft mit angestellten Ärzten („Klinik") ☐
- Sonderfälle ☐

Geben Sie bitte Ihre Zustimmung / Ablehnung zu den folgenden Aussagen…

	stimme zu	stimme nicht zu
Mehr Marketing würde meinem Ruf schaden.	☐	☐
Professionelles Praxismanagement ist wichtig.	☐	☐
Meine kaufmännischen Kenntnisse könnten besser sein.	☐	☐
Ich müsste mehr für mein Praxismanagement tun.	☐	☐
Ich mache jetzt mehr „Marketing"	☐	☐
Kollegen schauen vermehrt auf die Honorareinnahmen.	☐	☐
Ich muss immer mehr für neue und bestehende Patienten tun.	☐	☐
Für den Erfolg meiner Praxis reicht gute Leistung alleine nicht mehr aus.	☐	☐
Ein guter Arzt braucht kein Marketing.	☐	☐

Geben Sie bitte Ihre Zustimmung / Ablehnung zu den folgenden Aussagen…

	stimme zu	stimme nicht zu
Ich habe schon eine Management-Fortbildung besucht.	☐	☐
… zum Thema Praxismanagement.	☐	☐
… zum Thema Qualitätssicherung.	☐	☐
… zu anderen Management-Spezialthemen.	☐	☐
Ich bin an Zirkeln mit anderen Ärzten beteiligt.	☐	☐
Ich brauche keine Management-Fortbildung.	☐	☐
Ich will eine Management-Fortbildung besuchen.	☐	☐
Ich habe für alle Fragen gute Berater.	☐	☐

Geben Sie bitte Ihre Zustimmung / Ablehnung zu den folgenden Aussagen…

	stimme zu	stimme nicht zu
Mir hat /haben solche Seminare nichts gebracht.	☐	☐
Ich hörte von anderen, dass diese nichts nützen.	☐	☐
Ich erkenne den Nutzen nicht.	☐	☐
Ich helfe mir selbst und lese mir das Notwendige an.	☐	☐
Die Qualität / Kundenorientierung ist schlecht.	☐	☐
Die Angebote sind zu teuer.	☐	☐
Dafür habe ich keine Zeit.	☐	☐
Ich sende meine Mitarbeiter dahin.	☐	☐
Das Angebot ist zu allgemein oder zu speziell.	☐	☐
Es gibt nur isolierte Angebote, die nicht rundum helfen.	☐	☐
Es gibt für jegliche Fragen doch Berater.	☐	☐

Geben Sie bitte an, welchen Bedarf für Management-Fortbildung und –wissen Sie bei folgenden Themenfelder besitzen …

	kein	mittelmäßiger	hoher
Marketing	☐	☐	☐
…darunter Standortwahl	☐	☐	☐
…darunter Marktforschung	☐	☐	☐
…darunter Leistungsplanung	☐	☐	☐
…darunter Preisgestaltung	☐	☐	☐
…darunter Kommunikation	☐	☐	☐
Personalbeschaffung und -entwicklung	☐	☐	☐
Führung, Personalmanagement	☐	☐	☐
Kontrolle / Controlling	☐	☐	☐
Kostenrechnung	☐	☐	☐
Rechnungswesen	☐	☐	☐
Steuern / Umsatzsteuer	☐	☐	☐
Finanzierung	☐	☐	☐
Strategische Planung	☐	☐	☐
____________________	☐	☐	☐

Geben Sie bitte an, welche Bedeutung folgenden Anforderungen an Management-Fortbildung für Sie besitzen…

	unwichtig	begrenzt wichtig	sehr wichtig
(geringe) Kosten der Fortbildung	☐	☐	☐
möglichst geringe zeitliche Belastung	☐	☐	☐
zeitlich gut gelegene Termine (z. B. am WE)	☐	☐	☐
Nähe der Veranstaltungen zum Wohnort	☐	☐	☐
Erfahrungsaustausch mit Dozent / Teilnehmern	☐	☐	☐
Vergabe eines Abschlusses	☐	☐	☐
Anerkennung als Fortbildung (Punkte)	☐	☐	☐
Mitgestaltung der Inhalte	☐	☐	☐
Praxisbezug / Umsetzung	☐	☐	☐
____________________	☐	☐	☐
____________________	☐	☐	☐